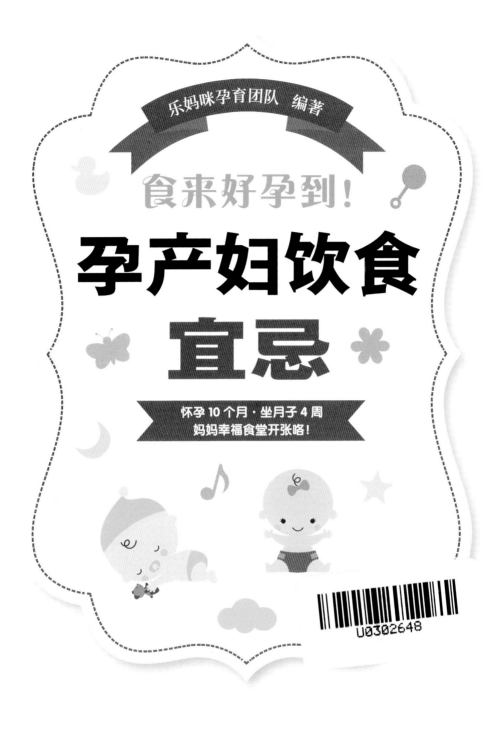

乐妈咪孕育团队 编著

食来好孕到！

孕产妇饮食宜忌

怀孕 10 个月·坐月子 4 周
妈妈幸福食堂开张咯！

U0302648

江西科学技术出版社

图书在版编目（ＣＩＰ）数据

食来好孕到！孕产妇饮食宜忌 / 乐妈咪孕育团队
编著. —— 南昌：江西科学技术出版社，2017.10
ISBN 978-7-5390-5550-3

Ⅰ.①食… Ⅱ.①乐… Ⅲ.①孕妇－营养卫生②产妇
－营养卫生 Ⅳ.①R153.1

中国版本图书馆CIP数据核字(2017)第219478号

选题序号：ZK2017262
图书代码：D17050-101
责任编辑：张旭 肖子倩

食来好孕到！孕产妇饮食宜忌

SHI LAI HAO YUN DAO! YUNCHANFU YINSHI YIJI　　　　　乐妈咪孕育团队　　编著

摄影摄像	深圳市金版文化发展股份有限公司
选题策划	深圳市金版文化发展股份有限公司
封面设计	深圳市金版文化发展股份有限公司
出　　版	江西科学技术出版社
社　　址	南昌市蓼洲街2号附1号
	邮编：330009　电话：(0791) 86623491　86639342 (传真)
发　　行	全国新华书店
印　　刷	深圳市雅佳图印刷有限公司
尺　　寸	173mm×243mm　1/16
字　　数	160千字
印　　张	10
版　　次	2017年10月第1版　2017年10月第1次印刷
书　　号	ISBN 978-7-5390-5550-3
定　　价	29.80元

赣版权登字：-03-2017-300

给妈妈全方位的饮食照顾

妈妈从怀孕的第一天开始，每天吃对的食物，
适时补充孕期各阶段所需的营养，是宝宝发育成长的关键。
此外，产后调理也很重要，月子若做不好，就会产生许多后遗症。

本书将由"饮食宜忌"的角度切入，
教导妈妈如何在怀孕初期、怀孕中期、怀孕后期、坐月子期间，
掌握低盐、低脂、高钙、营养均衡的调理重点，搭配出适宜食谱，
让妈妈在饮食上得到全面性的营养，给宝宝成长所需的充足营养。
以传统医药学、养生学为基础，并提供每种食材的饮食宜忌，
结合现代医学、营养学的研究成果，为妈妈做好全方位的准备。

本书还特别收录了孕期、产后常见症状的饮食原则，
以及对症的食疗食谱，
让妈妈缓解孕期不适症状，产后的不适症状也能通通一扫而空，
让妈妈轻松好孕，开心迎接宝宝的到来！

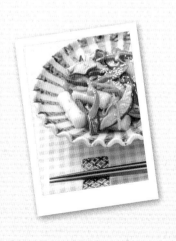
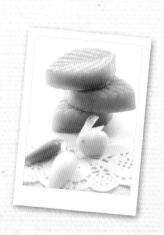
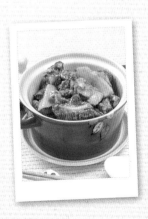

Contents

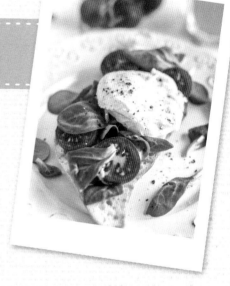

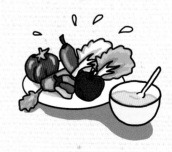

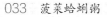

Part 3 钙质多多不可少！
4 ～ 6 个月怀孕中期饮食宜忌

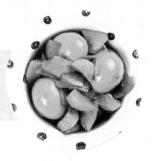

Part 4

摄取铁质好气色！
7～10 个月怀孕后期饮食宜忌

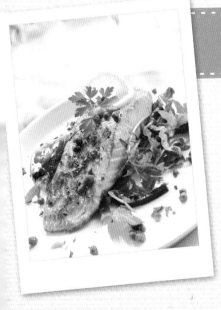

Part 5

细心调养暖体质！
产后妈妈的饮食宜忌

Part 6　缓解孕期、产后的不适症状！
孕产妇常见症状的养生食疗

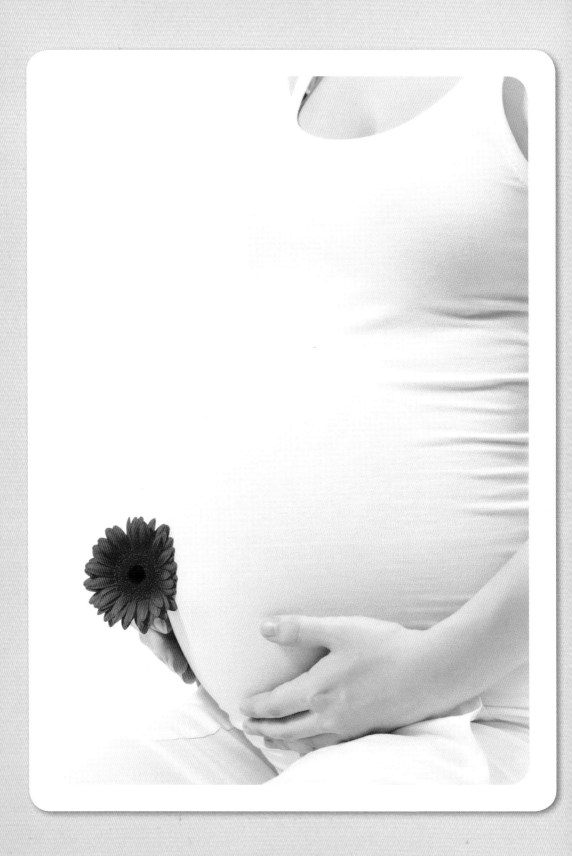

Part 1

妈妈的好食常识！
孕产妇健康饮食重点

虽然在怀孕期间体重过度增加是个问题，
但体重几乎不变，甚至减少，却会造成更大的影响。
就让我们通过均衡吸收营养素来帮助宝宝发育吧！
而产后调理是女性一生中重要的一环，
也是影响一生健康的最关键所在。
分娩 4 周左右后，产妇身体才能慢慢恢复正常，
在这期间身体的变化和饮食的摄取十分重要。

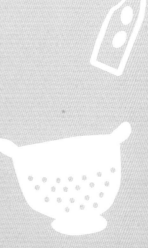

孕前营养的重要性与饮食原则

怀孕前的营养摄取，是孕育健康宝宝的关键所在，不可轻忽。

孕前营养的重要性

妊娠之前，妇女的营养水准与妊娠过程有一定的关系，也可以把此一时期称为妊娠准备时期。每一位已婚、未孕或想生个健康孩子的育龄女性都包括在这个时期内，这一点容易被人忽视。

孕前营养与妊娠过程有着密切关系，从以下两方面来介绍：

1.较容易适应妊娠反应

身体健康的女性在妊娠期间对妊娠反应一般较轻。比如，恶心、呕吐、高血压、妊娠中毒症，一般健康的女性较少发生这些疾病。

2.在孕前补充营养对胎儿有利

胎儿的营养取决于母体的供给情况。健康的女性一般抵抗力强，即便偶尔在妊娠期间食欲不好、食物摄取量下降，也可动员身体内储存的能量来满足母体和胎儿的营养供给，不会发生太大的问题，可以较好地保护胎儿的生长发育。

相反，若母亲在妊娠前营养状况不好，孕前营养贮备很少，即便偶尔伤风感冒，也可能影响胎儿的生长发育。当然，在妊娠期如果注意营养的补充，可以减缓部分孕前营养不良带来的负面作用。

孕前营养的基本原则

选择富含营养的食物，如：动物性食物可增加蛋白质的摄取量；牛奶除蛋白质丰富外，还含有钙质；绿色蔬菜是维生素C、β-胡萝卜素的良好来源；海产品是不饱和脂肪酸和蛋白质的良好来源；海菜一般富含碘。选择食物的品种和范围要扩大，以确保各种营养素的摄取。

孕前饭量是否应增加，取决于平时的营养摄取。平时营养摄取较好的妇女，只需在选择食物上稍加注意即可。

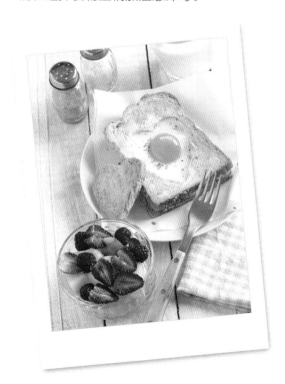

孕前的准备

1.恢复体重

有一部分母亲在妊娠前可能由于未注意营养，体重不足，此时应有意识地注意增加自己的食量，多吃一些肉、鱼、鸡蛋等，使自己的体重达到正常范围。

2.熟悉营养知识

一些可能将来独立生活的年轻夫妇，要熟悉一下营养知识，对食物的营养价值，食物的适当烹调、调配，营养素在烹调过程中的流失，以及烹调技术等，也应适当预先了解。

而对于习惯吃外食的女性来说，怀孕之后，最好要大幅减少外食的机会。吃外食虽然方便又快速，但却无法知道其中是否添加了会造成母体及胎儿不适的东西，再加上制造及烹调的过程，也不是完全透明化。所以，对于需要小心照顾饮食的怀孕妈妈来说，外食的风险过高，也容易造成营养摄取的不均衡。最好还是自己烹调孕期的饮食，才能吃得安心又健康。

3.诊治疾病

在孕前如果患有某些疾病，应诊断清楚并及时治疗；如果肝功能不好或患有胃肠疾病，应在身体恢复时再妊娠。

一些慢性病，如肺结核，则应等完全恢复后再受孕；心脏病患者应在医师指导下确定是否可以妊娠。在妊娠前，由于未注意营养，有些母亲可能患有营养缺乏疾病，如维生素B_2缺乏、钙摄取不足、维生素A缺乏、缺铁性贫血、叶酸缺乏、锌摄取不足等，也应检查一下，以便加以治疗，改善营养状况。

4.乐观的心态

许多女性在准备怀孕前，情绪会较为紧绷，担心怀孕后如果无法适应？或是宝宝出生后不知道该如何照顾。与其想太多，不如放宽心迎接宝宝的到来。平时可以多搜集怀孕、生产、育儿方面相关的知识，了解得越多，担心害怕就会减少许多，这样有助于心情的调适。

健康小叮咛

孕前的禁忌

❶ 避免或尽量少吃一些纯热量食物，如白糖、甜点、蜂蜜等，因为这些食品摄取多了，会使维生素、无机盐摄取量下降。

❷ 由于吸烟、饮酒对胎儿不利，因此有此不良嗜好者应戒掉。

❸ 尽量少服用营养补充剂，应当通过选择食物、适当调配来达到改善营养的目的。

❹ 尽量少服药物，因为任何药物都有可能对卵子产生影响，造成胎儿畸形。

重视孕妇所需的营养

在怀孕期间必须均衡摄取充足的营养，这对母体还有胎儿的发育都很重要。

妊娠期的生理改变

妊娠是很复杂的生理过程，孕妇在妊娠期间，体内会有一连串的生理变化，以适应胎儿在子宫内正常的生长发育。

1.代谢改变

在大量雌激素、黄体酮以及绒毛膜促性腺激素的影响下，母体的合成代谢增加，甲状腺素分泌增加，基础代谢率升高。作为胎儿主要能源的葡萄糖，可通过胎盘以糖原的形式储存，并经胎盘转运至胎儿；氨基酸可通过胎盘主动转运；脂肪酸则通过胎盘扩散转运至胎儿。接近妊娠足月时，胎儿每日需要35克葡萄糖、7克氨基酸和1.7克脂肪酸。

2.消化系统功能改变

消化液分泌减少，胃肠蠕动减慢，常出现胃胀及便秘。妊娠早期常有恶心、呕吐等妊娠反应，对某些营养素如钙、铁、维生素B_{12}及叶酸的吸收能力增强。

3.体重增加

若不限制饮食，在妊娠期间，由于胎盘、羊水、子宫肌肉、乳房、血液、细胞外液及体脂率均增加，一般体重会增加10～12.5千克。妊娠初期增重较少，而中期和后期则每周稳定地增加350～400克。

4.肾功能改变

妊娠期孕妇需排出自身及胎儿的代谢废物，因此肾脏负担加重，肾小球过滤能力增强，尿中可能出现葡萄糖、氨基酸。肾上腺皮质醇增加，影响母体内碳水化合物的代谢，增加葡萄糖的合成，所以会有高血糖的现象。

5.血容量及血液动力学改变

正常非妊娠期女性血浆容量约为2600毫升，妊娠期增加40%。红血球量增加因孕妇是否补充铁而有所不同，无铁补充者妊娠期红血球量增加18%，而有铁补充者则增加30%。由于血容量的增加幅度较红血球增加的幅度大，致使血液相对稀释，平常没有怀孕的女生，平均血红素浓度为每100毫升中含有12～14克，怀孕时则会降低至每毫升中含有11克。

健康小叮咛

怀孕要有足够的体力

怀孕之后，身体会出现很大的变化，因此这个时候妈妈更要摄取充足的营养，让身体保持活力，才有精神去面对种种妊娠的不适，从而可以开心地孕育小生命。

孕妇饮食的特殊性

要保证"一人吃，两人补"，孕妇的营养问题关系到两代人的身体健康，尤其对孩子体质基础的形成具有关键的作用。胎儿生长发育所需的一切营养完全是由母体通过胎盘供给的，要使其出生后就有良好的体质，孕妇必须补足丰富的营养素。

实际上，孕妇食入的营养素，不仅是满足自身和胎儿发育的需要，而且还要为分娩和产后哺乳做好营养贮备。因此，孕妇必须讲究合理营养，而妊娠反应又会引起恶心、呕吐、食欲减退、厌食等，孕妇更是必须要加强营养物质的摄取，否则会对健康产生不良影响。

此外，怀孕期间要避免吃药，因此若有不适，建议可以用食疗来缓解不舒服的症状。若症状较严重，则应到医院向专业医师咨询，以缓解症状。

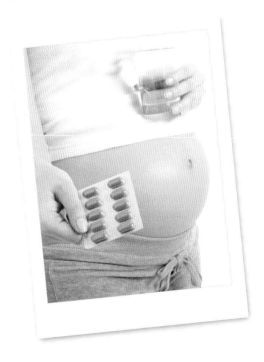

孕前营养准备

由于有些避孕药物可能会引起水溶性维生素，如包括叶酸在内的B族维生素，以及锌、铁等微量元素缺乏，故在有生育计划时，应先为怀孕做好营养准备，这是妊娠和生产全部过程的重要基础。

妊娠期

1.妊娠前半期

主要是由于孕妇害喜而大量呕吐，进食明显减少，这可能导致水电解质失衡、无机盐及微量元素明显减少和蛋白质缺乏等。必须大量补充高热量、高电解质、高维生素、易消化的均衡饮食。

2.妊娠后半期

胎儿发育加快，孕妇在每天保持自身代谢需要的同时，还需要补充大量营养来保持胎儿生长发育所需的高热量、高蛋白营养及多种维生素、微量元素。

从天然食材中摄取营养

有的怀孕妈妈为了补充营养，除了从食物中补充营养外，可能还会额外吃一些叶酸锭、钙片等营养补给品。但这些营养补给品毕竟不是天然的食物，若因此而摄取了过多的剂量，反而对身体有害。如果真的要通过吃营养补给品来补充的话，建议食用前先咨询专业医师的意见。

孕妇膳食的营养均衡安排原则

孕妇膳食的搭配十分重要，必须细心安排营养均衡且完整的饮食。

供给足够的热量和营养素

按照孕妇每日膳食中热量和各种营养素供给量的标准，合理调配膳食，使每日进食食物种类齐全，数量充足。尤其注意补充孕产妇较易缺乏的钙、铁、维生素D和B族维生素等。

注意膳食的烹调方法

适宜地烹调以减少营养素的损失，尽量做到膳食的色调诱人、香气扑鼻、味道鲜美、外形美观，以刺激食欲，促进食物的消化与吸收。

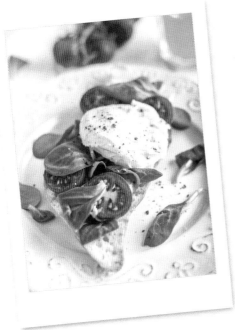

选择食物要多样化

每日膳食中应包括粮谷、动物性食物、蔬菜水果、牛奶及乳制品等食品，并轮流选用同一类中的各种食物。这样既可使膳食多样化，又可使各种食物在营养成分上起到互补作用。另外，同时要注意膳食的季节性变化。

要适量地进食

每餐应有一定的饱足感，既要避免胃肠负担过重，又要不出现饥饿感，每餐饭菜的组成最好兼具粗糙和精致、固体和液体、浓缩和稀薄的食物适当搭配，使身体对不同的营养成分消化吸收均衡。

调整合理的膳食制度

把整天的食物定质、定量、定时地合理分配。三餐热量分配合理，全天的热量分配以早餐25%～30%、中餐40%、晚餐30%～35%为宜。如果由于消化道功能降低，胎儿、子宫增大后挤压胃肠，可根据具体情况，适当减少餐次和调整进食数量，以便摄取适当且充足的营养。

怀孕期
小常识

胎儿体格发育
所必需的营养素

从妈妈受孕时就要注重饮食，因为胎儿期营养是婴幼儿期健康成长的前提。

胎儿体格发育与营养需要

婴幼儿的健康成长，需要有良好的营养。营养的好坏不仅决定着孩子的体格发育，而且直接影响其智力发展。事实上，婴幼儿营养从妈妈受孕时就应开始加强，因为就人一生的营养而言，胎儿期营养是婴幼儿期健康成长的前提，而婴幼儿期营养又将为学龄期体力、智力的发育奠定基础。如果胎儿在母体内得不到足够的营养，会影响脑细胞的分裂繁殖，造成永久性脑细胞数量减少，严重影响以后的智力发展。

胎儿期营养实际上就是孕妇的营养，而新生儿、婴儿的营养也就是母乳的营养。因此，为了利于胎儿和婴幼儿的健康发育，孕妇在日常生活中要均衡地摄取各种膳食，不要偏食，以获取足够的蛋白质、维生素、无机盐等各种营养，满足自身及胎儿所需。

另外，一些市售乳制品富含蛋白质、无机盐及包括叶酸在内的脂溶性维生素，也可为孕妇提供全面的营养。若妈妈担心营养不足，可以适当地食用乳制品，但要注意钠含量不可过高。

胎儿所需营养素	营养素的功效
B 族维生素	是身体组织成长时所必需的成分，大部分存在于肉类、面包、鸡蛋、牛奶、绿色蔬菜、豆类等食物中。
叶酸	B 族维生素之一的叶酸对红血球的形成相当重要。它存在于含有铁质的食物中，但如果是在高温下食用，就很容易被破坏。怀孕期间最好服用含叶酸的铁质片剂。
维生素 B_{12}	只存在于牛奶等动物性食物中，如果平时不吃肉类的话，最好每天喝 1 升的牛奶。
维生素 C	存在于柑橘类、新鲜水果、绿色蔬菜、西红柿、土豆等食物中，不过在料理时很容易被破坏。
维生素 K	可从绿色蔬菜中摄取，它是血液凝固时必备的蛋白质，而且还可以通过在肠胃里的细菌自行在身体内部生成。
铁、钙	它们对身体的正常运作有相当大的作用。铁是造血时必需的元素，是血红素的成分；钙则是维持骨骼以及牙齿发育的重要营养素。

怀孕 1 ~ 10 个月 母体和胎儿的变化

充分了解怀孕期间妈妈身体及胎儿成长的变化，就能更轻松地孕育宝宝。

怀孕 1 ~ 10 个月的心理特征

1.怀孕初期的早孕反应

严格来说，早孕反应（孕吐）是一种身体和心理因素共同作用而产生的症状。但医学家经过研究后发现，孕吐与心理因素有密切的关系；如果准妈妈厌恶怀孕，则通常会有孕吐及体重减轻的症状。

2.怀孕中期的快乐感受

随着孕期的持续进行，准妈妈的情绪起了很大的变化，怀孕初期出现的不适症状逐渐消失了，食欲和睡眠也恢复了正常。在这个时期已经能感觉到胎动，对准妈妈来说，真是一件值得高兴和欣慰的事。

宝宝确确实实地活着，而且已经能以自己的能力向妈妈做"自我介绍"了。怀孕失败的恐惧感消除了，取而代之的是幸福和自豪的感觉。通常来说，怀孕中期这3个月是孕妇心理上的黄金时期。

3.怀孕后期的紧张不安

怀疑自己的能力，夸大自己的失败，忧虑、紧张、不安，导致行动刻板、睡眠不好、注意力不集中等，严重时可发展为病态——妊娠焦虑症。这时，孕妇非常渴望得到别人的体贴和理解。因此，准爸爸要经常抽空陪伴准妈妈。

怀孕 1 ~ 10 个月的运动保健

❶ 孕期不要进行一些拉伸、跳跃、负重，以及对腹部有压力的运动，而且运动量要适可而止，以免发生意外。

❷ 可在医师建议下适当地做一些保健操。

❸ 平常行走时，要尽量保持全身的平衡，稳步行走。

❹ 散步是一项非常适合的运动，它可以帮助消化，促进血液循环，但一定不要穿高跟鞋。

❺ 有先兆流产、先兆子痫、胎儿子宫外生长迟缓症状的孕妇，绝对不能运动。

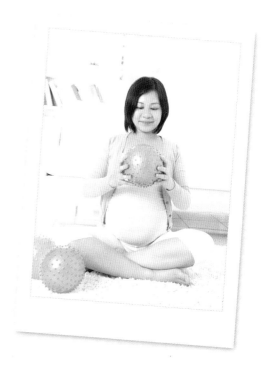

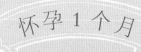

怀孕 1 个月

离预产日
280 天

Mama 怀孕 1 个月的生理变化

❶ 孕妇会出现与往日不同的生理特征，如月经停止、乳房隆胀、子宫变得柔软或者感觉不舒服。这是新陈代谢加快、激素水准升高的缘故。

❷ 第 3 周时，少部分女性在受精卵着床时会感觉到白带中有血丝或有点状出血，此时基础体温处于高温期。

❸ 第 4 周时，有的女性会感觉下腹有轻微的闷痛，与月经来潮的症状相似。接着，有的女性会出现恶心、呕吐的害喜症状，饮食嗜好改变。

Baby 胎儿 1 个月的成长变化

❶ 卵子排出后与精子在输卵管结合成受精卵，3 天后到达子宫，并在子宫内固定下来，称为着床。

❷ 着床后，受精卵便开始逐渐发育成为胚胎，进而成为胎儿。胚囊直径约 1 厘米，重量约 1 克，约 1 块小薄饼的重量。

❸ 胎儿已经成形，即胚胎，此时其大脑的发育已经开始，受精卵不断分裂，一部分形成大脑，另一部分形成神经组织。

怀孕 2 个月

离预产日
252 天

Mama 怀孕 2 个月的生理变化

❶ 第 5 ~ 6 周时乳房肿胀，乳头及乳晕颜色变深，乳头敏感。

❷ 第 7 周时出现害喜现象，包括：头晕、头痛、恶心、呕吐、无力、容易倦怠、嗜睡、口水增多等症状；阴道乳白色分泌物增加，故宜注意清洁。

❸ 第 8 周时子宫略增大如鸡蛋般大小；膨大的子宫压迫膀胱与直肠，造成频尿、排便感、便秘、腰酸及下腹痛等现象；皮肤因激素变化而产生改变；害喜现象持续存在。

Baby 胎儿 2 个月的成长变化

❶ 心脏、延髓、脑、耳、鼻、眼、肠胃等器官渐渐形成。

❷ 心脏开始搏动。

❸ 脊椎骨雏形隐约可见。

❹ 脑部逐渐发达，出现头形。

❺ 周围绒毛组织渐渐发育形成胎盘。

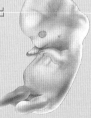

胚囊直径 2 ~ 2.5 厘米；胚囊重量约 4 克，约 1 块方块砂糖的重量。

怀孕 3 个月

离预产日

224 天

Mama 怀孕 3 个月的生理变化

❶ 准妈妈的乳房更加膨胀，甚至略感疼痛。下腹部隆起不明显，腰围略有一点增加。

❷ 子宫渐增大如一成年男人拳头般大小，因此频尿现象继续存在。

❸ 出现妊娠痒疹，冒出青春痘；有的准妈妈脸部开始出现妊娠斑。

❹ 体重会增加 1.5 ~ 2.5 千克。

Baby 胎儿 3 个月的成长变化

❶ 胎儿的眼、耳、口、鼻等五官开始出现。可由胎音器听到胎儿心跳声。

❷ 胚胎期的小尾巴消失了，手指和脚趾已经完全分开，一部分骨骼变得坚硬，出现关节雏形。

❸ 胎儿维持生命的器官，如肝脏、肾、肠及呼吸器官已经开始工作。

❹ 羊膜腔的羊水开始积聚在胎儿周围，以后胎儿即如浮在羊水中成长。

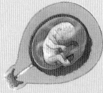

身高 7 ~ 9 厘米，体重 15 ~ 30 克，约 2 个圣女果的重量。

怀孕 4 个月

离预产日

196 天

Mama 怀孕 4 个月的生理变化

❶ 本月是妊娠中期的第 1 个月，害喜症状减轻、情绪转好、食欲增加，此时期应注意均衡饮食，摄取足够的营养，如叶酸、钙质；胃口增大，体重会增加 2.5 ~ 4.0 千克。

❷ 子宫明显增大，约一正常婴儿头部般大小。因子宫渐渐变大，而引起腰酸、背痛，下腹部的隆起比较明显了。

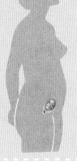

Baby 胎儿 4 个月的成长变化

❶ 胎儿内脏的形态基本完成，其功能开始发挥。脑部器官的记忆功能，此时期已开始发展。

❷ 条件反射能力加强，手指开始能与手掌紧握，脚趾和脚底也可以弯曲；手指上出现了独一无二的指纹印。

❸ 皮肤厚度增加，长出一层薄绒毛。

❹ 开始打嗝，这是胎儿开始呼吸的先兆。

❺ 胎盘发育成熟，怀孕将要进入稳定期。

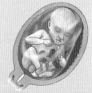

身高 10 ~ 20 厘米，体重 100 ~ 120 克，约 1 个柠檬的重量。

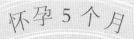

怀孕 5 个月

离预产日
168 天

Mama 怀孕 5 个月的生理变化

❶ 体态开始变得丰满，臀部变得宽大，腰围变得粗壮，开始出现全身浮肿现象，下腹部明显地隆起。

❷ 乳房及乳头的肿胀越来越明显，偶尔会出现黄色的乳汁，甚至会痛。

❸ 食欲旺盛，体重迅速增加，体重增加 3.5 ~ 6.0 千克。

❹ 大部分的孕妈妈已能感觉到胎动。

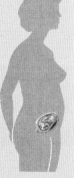

Baby 胎儿 5 个月的成长变化

❶ 骨骼几乎全部是橡胶似的软骨，而且会变得越来越硬，脊髓上开始出现了能够保护骨骼的物质——"髓磷脂"。

❷ 开始长出头发，并持续、快速地增长。长出指甲。

❸ 骨骼快速发育，手臂与腿成比例了。有胎便出现。

❹ 活动频繁，手脚可以自由地活动，因此可以感觉到胎动。

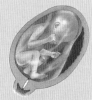

身高 20 ~ 30 厘米，体重 200 ~ 350 克，约 1 串葡萄的重量。

怀孕 6 个月

离预产日
140 天

Mama 怀孕 6 个月的生理变化

❶ 乳房外形更为饱满，有少量稀薄乳汁分泌。子宫增大使整个腹部都鼓了起来，此时已能看到腹部的隆起。下半身的静脉受到子宫的压迫，容易形成痔疮或静脉瘤。子宫高度已超出肚脐之上，有时会因压迫到膀胱，导致母亲发生频尿现象。

❷ 体重会增加 4.5 ~ 9.0 千克。

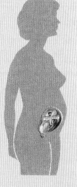

Baby 胎儿 6 个月的成长变化

❶ 皮下脂肪渐渐增加，但皮肤还很薄且多皱，身体上覆盖着一层白色、滑腻的物质，即胎脂；头发渐渐长出，眉毛、睫毛已长成。

❷ 嘴唇、眉毛和眼睑清晰可见，视网膜也已形成，有微弱的视觉。

❸ 在牙龈下面，恒牙的牙胚开始发育；出现饥饿感。

❹ 听力形成了，对外界音响反应敏感。

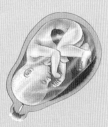

此期胎儿身高 25 ~ 35 厘米，体重 600 ~ 800 克。

怀孕 7 个月

离预产日
112 天

怀孕 7 个月的生理变化

❶ 体重增加 6～11 千克，行动变得更加迟缓，睡觉时翻身比较困难。

❷ 子宫比肚脐高 6～7 厘米，因此上腹部明显凸出，感到呼吸困难、费力。

❸ 因子宫增大，下肢静脉被压迫，下肢、外阴部静脉曲张会更明显。

❹ 子宫肌肉对各种刺激开始敏感，胎动变得频繁和剧烈，偶尔有收缩现象。

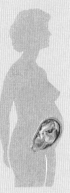

Baby **胎儿 7 个月的成长变化**

❶ 舌头上的味蕾正在形成，知道甜味和苦味。

❷ 眼睑分开为上下两部分，眼睛已经可以睁开，手脚可自由伸展摆动。

❸ 视觉神经渐渐发育，但仍看不见任何东西，能感受到外界的光。

❹ 脑部发育完全，开始有记忆、思考、感情等能力。

❺ 胎儿非常活跃，胎位仍会改变。

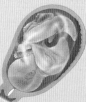

身高 35～40 厘米，体重 1000～1200 克，约 1 串香蕉的重量。

怀孕 8 个月

离预产日
84 天

Mama **怀孕 8 个月的生理变化**

❶ 胸口及胃部因为子宫压迫而有心悸、恶心、腹胀等现象。

❷ 体重又增加 1～2 千克，也就是达到 7～12 千克。

❸ 乳房及下腹部会发生红色线条，这是肌肉弹性纤维断裂所致，这个叫做妊娠线，生产后会逐渐淡化为银白色线条；乳房及外阴部颜色变深。

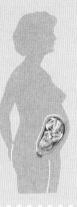

Baby **胎儿 8 个月的成长变化**

❶ 骨骼大致形成，神经和肌肉的功能旺盛，体重迅速增加。

❷ 听觉功能几乎完全发展成熟，对外界强烈的声音会有反应。

❸ 胎儿位置大致固定。若其位置非头下脚上，可采用膝胸卧式进行矫正。

❹ 胎儿活动的次数比原来少了。

❺ 眼睛能自由开合，甚至能跟踪光源，会吸吮拇指，且可伸长手脚。

身高 38～43 厘米，体重 1500～1800 克，约 8 个葡萄柚的重量。

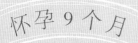

怀孕 9 个月

离预产日
56 天

Mama 怀孕 9 个月的生理变化

❶ 肚子越来越大，妊娠纹增加了很多，有时腹部会发硬，可采取平躺休息。

❷ 妊娠斑和雀斑会增加；便秘和痔疮的情形会加重。

❸ 肚脐凸出，子宫出现无痛性收缩。

❹ 体重再增加 1 ~ 2 千克，也就是增加至 8 ~ 13 千克。

❺ 乳腺有时会有奶汁排出，叫做初乳。

Baby 胎儿 9 个月的成长变化

❶ 外观上的发育大致完成，胎发已经长出来了，指甲也长长了。

❷ 胎儿已经逐步建立起自己每日的活动周期。

❸ 皮下脂肪增厚，皮肤没有纹路呈粉红色；胎毛渐渐消除，指甲已长好，皮肤变得平滑。

❹ 循环、呼吸、消化及性器等器官功能发展成熟。

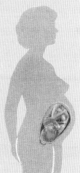

身高 45 ~ 50 厘米，体重 2500 ~ 3000 克，约 1 个西瓜的重量。

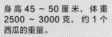

怀孕 10 个月

离预产日
28 天

Mama 怀孕 10 个月的生理变化

❶ 乳房由于乳腺不断增生，变得硕大圆润，乳头外凸，不时有分泌物溢出。

❷ 腹部开始下降，感觉好像往前下方突出；胃部的压迫感消失，产生食欲，多数人会感觉到腹部膨胀感。

❸ 频尿或觉得尿不干净。

❹ 不规则阵痛、浮肿、静脉曲张及痔疮等，在分娩前更加明显。

Baby 胎儿 10 个月的成长变化

❶ 外观机能发育完全，体内器官机能亦已成熟，能在母体外独立生存。

❷ 胎毛逐渐脱落、消失，胎脂布满全身，特别是腋下及股沟。

❸ 皮下脂肪丰厚，胎儿较圆滚，这些脂肪储备对宝宝出生后的体温调节将十分有益。

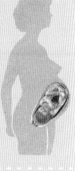

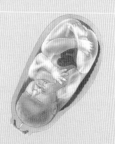

身高 48 ~ 52 厘米，体重 2800 ~ 3200 克，约 2 个哈密瓜的重量。

营养不良
对母体健康的影响

营养不良不但不利于自身健康，还容易发生合并症，并会影响胎儿发育。

引起母体营养缺乏症

妊娠期无论孕妇摄取多少营养，胎儿总是从母体中吸收大量营养素以供本身生长发育。因此，如果不注意妊娠期营养，容易造成孕妇营养不足，甚至营养缺乏。以下为常见的孕妇营养缺乏症。

1.缺铁性贫血

孕妇易患缺铁性贫血，妊娠期母体血浆容量增加50%，而红血球仅增加20%，因此血红素相对不足，会形成生理性贫血。加上胎儿造血及肌肉组织形成，使母体对铁的需求量大大增加；但是不要刻意补充铁剂，如果饮食中营养充足，尤其是维生素B6，身体就不会吸收过量的铁质。

不过怀孕期间常因为饮食中缺乏镁、维生素B6或胆汁素，使组织中存积过量的铁。过量的铁质储存于肝脏等组织中，可能会造成某种程度的损害，而形成结痂组织并且钙化，导致致命的铁质过多症。铁剂会增加对于数种营养的需要，包括叶酸、维生素C及氧气，对于胎儿的发育有重要的影响。孕妇过量服用综合铁剂，可能造成畸形儿、智障儿、流产或早产。

从食物中获得的铁不会对身体造成损害，只要每天吃新鲜的肝脏、蛋、酵母、绿色蔬菜，即使严重的贫血，也能在2～3个星期内恢复正常，不需服用任何铁剂。

尽量在食物的选择上与一般人接近，摄取均衡的营养，充足的蛋白质、维生素（奶、蛋、鱼、肉、豆、蔬菜、水果）及增加富含叶酸的食物（绿叶蔬菜、蛋黄等）均有助维持身体的最佳状况。

2.地中海型贫血

地中海型贫血又称海洋性贫血，是一种隐性遗传性的血液疾病。它没有传染性，也无法根治，而且男女罹病概率相同。在台湾，大约有6％的人为轻度地中海型贫血患者（带因者）。

地中海型贫血又可分为甲型（A型）和乙型（B型）。夫妻若为同型带因者，胎儿就有可能成为重型地中海型贫血患者。不论为甲型或乙型，都会危及孕妇或胎儿的生命及健康。

健康小叮咛

要做婚前及孕前筛检

婚前或怀孕时一定要接受地中海型贫血带因者的筛检，记得带另一半去做检查。地中海型贫血和缺铁性贫血的注意事项不尽相同，但是地中海型贫血带因者仍有缺铁的可能性，因此得到确切的诊断是必要的。千万不可轻忽贫血的症状，以免造成日后遗憾的发生。

轻度贫血对妊娠和分娩影响可能不大,但重度贫血则会导致妈妈体质虚弱,临产时子宫收缩无力,常需手术助产。另外,易发生产后出血。贫血的产妇对产后出血的耐受能力往往很差,因此增加了产妇死亡的危险性。

3.缺钙症

怀孕对于女人而言,是身体发生重大变化的特别时期。肚里胎儿所需的养分都得通过胎盘由母亲来供给,包括胎儿所需的钙。所以,若孕妇没有注意适时补充钙,将会造成血钙浓度降低,进而不得不动用到原本保存在全身的骨钙。

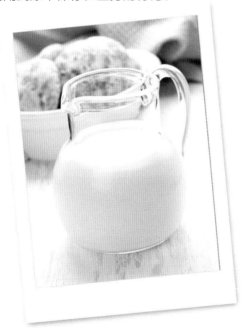

孕妇在妊娠中期多会出现抽筋、腰腿酸痛、骨关节痛、浮肿等现象,这些都是由于缺钙所致。严重者甚至会转变为高血压、骨质疏松、软骨症、骨盆畸形、牙齿松动、难产、产后乳汁不足等情形。

母亲缺钙,会影响胎儿在子宫内的发育,可能引起流产、早产、死胎、胎儿畸形和低体重儿,还会导致胎儿脑细胞分裂减慢,胶质细胞数目减少,严重者影响胎儿智力与神经系统发展迟缓;另一方面,分娩时可能会发生骨质软化性难产。

妊娠期缺钙,更年期后则易患骨质疏松症。近年来,越来越多的研究证实,孕妇缺钙与妊娠高血压综合征发病有关,妊娠期补钙能降低妊娠高血压综合征的发生。

4.热量不足

热量在妊娠中期主要是供给母亲本身,后期则是为了胎儿及胎盘的成长所需。孕妇热量摄取不足,则会使体内储存的糖原和脂肪供热,因而体重增加少,出现精神不振、皮肤干燥、脉搏缓慢、抵抗力减弱等症状。行政院卫生署所(台湾地区卫生机构)公布的每日营养素建议摄取量中提到,目前孕妇的热量摄取已足够,因此在怀孕的早期(第1~3个月)并不需要增加热量,而中期及晚期则每日需要增加0.3千卡。

健康小叮咛

摄取钙质不可缺少维生素 D

补钙的同时如果没有足够的维生素 D,钙是无法被人体吸收的。但现在的钙剂多数已包含促进吸收的维生素 D,所以不用另外补充,孕妇可以找机会多晒晒太阳。

饮食失调导致肥胖

妊娠期如果盲目偏食或某些营养摄取过量，易使孕妇体重过重，甚至肥胖。有些孕妇因饮食失调所造成的肥胖，产后数年仍不能恢复，不仅影响体形，而且容易发展成糖尿病、高血压、高血脂、动脉粥状硬化等慢性疾病。

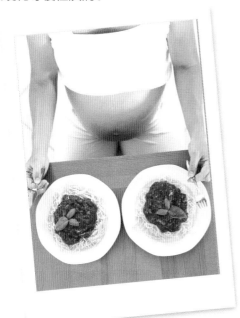

另一方面，母亲肥胖、胎儿生长过度，不仅增加行动负担，也会给分娩带来困难，增加生产时的风险，要特别注意。若胎儿真的过大，通常会改以剖宫产手术来进行生产。

同样的，在妊娠期若是营养摄取不足，则可能会使妈妈和胎儿都过瘦，不但会造成生产时的困难，胎儿出生后重量不足，更要待在保温箱中观察，也可能导致胎儿日后生长的进度缓慢，所以妈妈不可不多留意营养的均衡摄取。

影响正常分娩进程和产后恢复

分娩时子宫收缩，产妇感觉疼痛，要消耗大量的体力和精力，还有创伤流血。分娩后子宫腔内胎盘附着处新生内膜逐渐修复及分娩所引起产道充血、水肿或不同程度产道裂伤的恢复愈合，都需要孕妇有足够热量和各种营养素的贮备。

如果分娩前后营养不足或缺乏，不仅不利于母亲恢复健康，并且会影响正常的乳汁分泌，间接影响婴幼儿的生长发育。

健康小叮咛

孕妇的营养需求

❶ 确保全面适当的营养，膳食要适合孕妇的口味。

❷ 确保优质蛋白质的供应。

❸ 适当增加热量的摄取。

❹ 确保矿物质、维生素的供给，呕吐症状严重的人应多吃蔬菜、水果等碱性食物，以预防发生酸中毒。

❺ 应注意少量多餐，食物烹调要清淡，避免食用过分油腻和刺激性强的食物。

怀孕期 小常识

营养不良 对胎儿健康的影响

要特别注意营养素的补充也不能过多，否则不利于健康。

影响新生儿体重

很多研究表明，新生儿体重与母亲营养状况密切相关。孕妇营养不良时，血容量增加较少，心搏出量随之减少，进而使胎盘血流量不足，导致胎儿生长发育迟缓，造成新生儿体重降低和早产儿增多。早产儿是指妊娠少于37周即出生的婴儿。

新生儿死亡率增高

孕妇营养不良，其胎儿和新生儿的生命力较差，禁不起外界环境中各种不良因素的冲击，死亡率较高。

易导致先天畸形

畸形胎儿是指子宫内胚胎和胎儿在发育过程中受到各种因素影响，所引起的形态结构、生理功能及行为发育异常。

胚胎或胎儿畸形常造成胎儿在子宫内死亡，导致自然性流产或早产。部分能存活的出生儿称先天畸形。孕妇某种营养素过多或过少都可导致先天畸形的发生。因为最易受营养失调影响而产生致畸损害的关键时间，往往是胚胎组织、器官分化的形成时期。

影响胎儿智力的发展

人的智力有一定的差别，这与遗传、胚胎及胎儿期情况、分娩过程，以及后天教育等有关。

一个成熟的卵子重量只有5~100微克，而婴儿出生的体重可达3~3.5千克。短短的280天内，体重增加了6亿倍以上，这是从母体中吸收了丰富营养的结果。因此，妈妈在孕期补充均衡的营养，可以说是影响日后宝宝智力发展的关键之一，要特别重视。

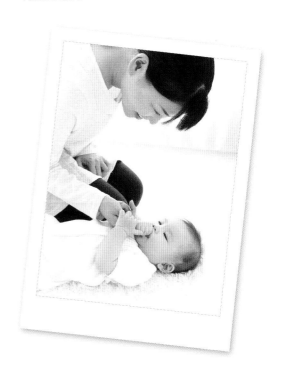

孕妇不宜的饮食习惯

怀孕期间要特别小心一些不良的饮食习惯，细心呵护自己与宝宝的饮食。

长期吃素

怀孕后，就有一人要吃两人份的说法。胎儿生长得更快，孕妇需要的营养也达到最高峰，再加上孕妇需要为分娩储备能量，所以孕妇在膳食方面要作相应调整。

长期吃素对身体健康无益，尤其是对女性来说，要是长时间吃素，会引起内分泌紊乱，严重的甚至出现闭经或卵巢早衰，从而导致不孕。

孕妇长期吃素不利于胎儿的健康发育。孕期如果不注意摄取营养，会对母体和胎儿产生很大的影响。素食者容易缺乏的营养素要多加补充。

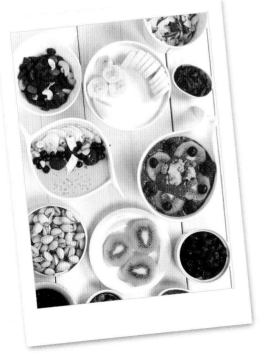

暴饮暴食

孕期当然需要加强营养，但绝对不能暴饮暴食。大量进食油炸或难以消化的肉类食品会导致消化不良、急性肠胃炎、急性胃扩张、急性胆囊炎和急性出血性胰腺炎等消化系统疾病。其中，急性出血性胰腺炎以恶心、呕吐及上腹部疼痛为主要症状，腹痛时大多数症状剧烈，如果不及时抢救，常会导致病人死亡。

如果孕妇不讲究科学地进食而暴饮暴食，光吃不运动，贪睡懒起，不仅会营养过剩，还会导致体重超重，过于肥胖，进而增加心脏、肾脏负担；或者导致胎儿过于巨大，引发难产。

偏食

孕期如果偏食，摄取单一的营养素，那么体内会长期缺乏某些营养物质或微量元素，造成营养不良，使妊娠并发症增加，如贫血等。

同时，母体不能为胎儿的生长发育提供其所需的足够营养物质，容易造成流产、早产、死胎、胎儿在子宫内发育不良等，有的婴儿出生后也会由于先天不足而瘦小多病，难以喂养。

节食

女性怀孕后，由于腹内胎儿逐渐长大，准妈妈的子宫也会随之增大、增厚、增重，加上胎盘与羊水，体重通常会比孕前增加11千克左右。准妈妈增加的这一部分体重需要从饮食中摄取营养来补充。如果盲目地节食，将会由于血浆蛋白降低而出现营养不良性水肿或罹患其他疾病。

健康小叮咛

节食可能会导致的症状：

❶ 铁质摄取不足，会使贫血症状加重。

❷ 限制了钙质的吸收，会导致母体骨头软化，胎儿易患佝偻病。

❸ 胎儿缺乏蛋白质时，会影响脑神经细胞的发育，影响胎儿智力发育。

❹ 胎儿心脏、肝脏糖原供给不足时，就无法忍受母体临产时子宫收缩的负荷，出生后容易窒息或罹患低血压症。

缺乏的营养素	会导致的症状及摄取营养的方式
钙	如果缺乏钙，孕妇可能出现牙齿松动、龋齿、骨刺、动脉硬化、胆石症等症状。胎儿则会发生先天性佝偻病。 带骨鱼类、奶类及其制品是钙最好来源，像是豆浆、豆腐、绿色叶菜等食物。
锌	可能会使胎儿在子宫内的生长发育停滞，产生代谢障碍、性功能发育不完全，脑细胞数目减少。 要多吃杏仁果、豆浆、豆腐、未精制的五谷杂粮类等食物。
铁	可能引起孕妇贫血，严重时会导致流产、死胎、新生儿死亡、妊娠毒血症、胎盘早期剥离和产后出血等症状。 要多吃果实核仁类、豆腐、南瓜子等食物。
维生素 D	如果缺乏维生素 D，会使钙质无法吸收。 鸡蛋、乳酪、添加维生素 D 的营养强化食品等；另外，晒太阳是获得维生素 D 最有效的方法。
维生素 B$_{12}$	孕妇缺乏维生素 B$_{12}$，其生产的婴儿容易罹患难以治疗的脑损伤。婴儿出生 3 个月后会逐渐显示出感情淡漠，丧失控制头部稳定的能力，出现头和腕部的不自主运动，如果不及时治疗，会引起显著的神经系统伤害。 维生素的食品来源有啤酒酵母、乳制品、添加维生素 B$_{12}$ 的营养强化食品等。

产后的营养饮食调理

如果产后不能及时地补充足够的高品质营养，就会影响产妇的身体健康。

产后正确的进食顺序

产妇在进食的时候，最好按照顺序进行，因为只有这样，食物才能充分被人体消化吸收，更有利产妇身体的恢复。正确的进餐顺序应为：汤→青菜→饭→肉，半小时后再进食水果。

饭前先喝汤。饭后喝汤的最大问题在于会冲淡食物消化所需要的胃酸。所以产妇吃饭时，忌一边吃饭，一边喝汤，或以汤泡饭或吃过饭后，再来一大碗汤，这样容易阻碍正常消化。而米饭、面食、肉食等淀粉，以及含蛋白质成分的食物则需要在胃里停留1~2小时，甚至更长的时间，所以要在喝汤后吃。

在各类食物中，水果的主要成分是果糖，无需通过胃来消化，而是直接进入小肠就被吸收。如果产妇进食时先吃饭菜，再吃水果，消化慢的淀粉、蛋白质就会阻塞消化快的水果，食物在胃里会搅和在一起。如果饭后马上吃甜食或水果，最大害处就是会中断、阻碍体内的消化过程。胃内腐烂的食物会被细菌分解，产生气体，形成肠胃疾病。因此水果最好是在用完餐的半小时至一小时后再吃比较好，并以水果取代蛋糕、饼干等甜食及零食，以减少糖分和油脂的摄取量。

忌吃刺激性食物

产后要忌吃刺激性强的食物，如辣椒等。最好每日习惯喝250毫升的牛奶，这样既可使身体快速恢复，还可以增加奶水量，使宝宝吃饱、吃好，也能使产妇的皮肤细致、光滑，增加魅力。

为了恢复体力和准备授乳、育儿，产妇应尽量趁早实行正常饮食，多吃营养价值高的食品。虽然每个人的情况不相同，但作为标准，以比怀孕前的饮食量增加30%左右为佳。不过要注意不可大量地摄取糖类，否则不仅容易发胖，而且会影响食欲，减少饭量，有时还会造成营养不良。

健康小叮咛

患有疾病的产妇的饮食要点

❶ 孕期患有贫血的产妇，分娩后症状往往会加重，此时应注意多摄取含铁量高的食物，也可适当地吃些补品。如果缺乏铁，会使产妇提早衰老。

❷ 孕期患有妊娠高血压综合征的产妇，产后要尽量控制盐分的摄取，使血压尽量地恢复正常，使浮肿和蛋白尿现象尽快得到改善。

食物种类丰富多样化

产后必须按时吃饭，每日应安排5餐。可参照妊娠期间的食谱，但要增加主食量，以满足身体恢复的需要。

产后的饮食，因地域不同习惯也有所区别。但要求有足够的蛋白质、维生素和矿物质，以满足产妇身体恢复以及哺乳婴儿的需要，却是相同的。产妇在饮食上切忌挑剔，应力求多样化。

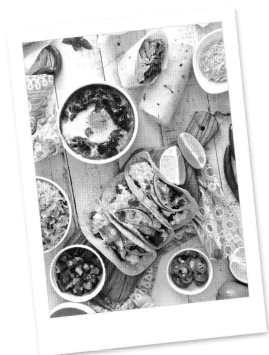

❶ 膳食成分的比例要相当，不要过于油腻，以免影响食欲。

❷ 食物种类要尽量丰富，经常变换菜色，使产妇觉得舒心、可口。

❸ 饭菜尽可能做到细、软一些，这样易于消化。

❹ 产妇应多食骨头汤、牛肉汤、羊肉汤等含钙质较多的食物，还应多吃利于乳汁分泌的食物，如鲤鱼汤、猪蹄汤、豆汤等。

❺ 要多食新鲜蔬菜以及蛋、肉类食物，这些食物内含有大量蛋白质、脂肪、维生素等，可以补充产后和哺乳期间身体的需要。产后妈妈吃得营养，可以有更丰沛的乳汁哺喂小宝宝，让妈妈和宝宝都能吃得开心又健康。

❻ 有的产妇会听从长辈的指示，在坐月子期间只吃单一种类的食物，像是麻油鸡汤，但只吃麻油鸡汤，不但容易吃腻，造成产妇的胃口不佳，也会使肠胃的负担加重，因为饮食摄取不均衡，更容易造成身体方面的疾病，如便秘等。产妇的营养必须均衡摄取，才能让身体补充各种不同的营养素，快速达到恢复元气的目的，因此产妇绝对不能只吃单一种类的食物。

健康小叮咛

禁止摄取单一食物

比如，有些产妇在坐月子期间只吃鸡蛋，或一天吃 7~8 个，甚至十多个鸡蛋，这是不恰当的，会影响食欲或引起消化不良。要达到平衡营养的目的，就不能单一摄取一种食物。单一的食物营养并不全面，因此不能满足产妇的营养需要。

产后
饮食的重要性

在产褥期，饮食调理是不能忽视的，需好好地补充营养，并充分地休息。

补充足够的营养

此时新手妈妈处于调节自己的身体、提高身体免疫力的阶段，同时还要将体内的营养通过乳汁输送给宝宝，因此需比怀孕时还要多的营养。新手妈妈必须加强饮食调养，多吃一些营养丰富的食物，妥善安排膳食，补充充分的营养素，如高热能、高蛋白质、高维生素等，以达到优生的目标。

有利于身体早日康复

十月怀胎，分娩却只在一朝，作为产妇，不仅要忍受生产过程中的痛苦，还要承担体力上的巨大消耗，因此民间有"产后百节空"的说法。尽快恢复健康是很重要的，但这也是循序渐进的，不仅要补充足够的营养，还要根据消耗元气的程度、类型及不同的季节适当地进行饮食调养，比如气虚则补气，血虚就补血。

防治产后病

食疗既可补充妈妈和宝宝所需的各种营养，提高免疫力，增强抗病能力，预防疾病的发生，还可以防治各种产后病症，而且没有药物的不良影响。

促进宝宝的生长发育

妥善的饮食调养，不仅对新手妈妈自身的健康有益，而且还有利于宝宝的生长发育。尤其是要哺乳的新手妈妈，营养状况明显地影响着宝宝的成长。如果新手妈妈的膳食营养品质很差，蛋白质、脂肪、维生素等含量低于供给量标准，使得乳汁成分变差，就不能满足婴儿的生长需要。

妈妈在哺乳期间，也要仔细观察自己所吃的食物，是否会引起宝宝的过敏反应。像是有的妈妈吃了芒果之后哺喂母乳，宝宝喝了母乳就拉肚子，这时候就要避免食用宝宝过敏的食材。

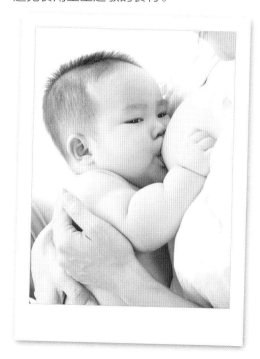

坐月子期间饮食5大禁忌

坐月子小常识

许多产妇对于产后饮食有许多错误观念,下面总结了几点产后常见的误解。

产后忌滋补过量

分娩后为了补充营养和形成充足的奶水,一般都重视产后的饮食滋补,但滋补过量容易导致肥胖。此外,营养过于丰盛必然会使奶水中的脂肪含量增多,即使婴儿胃肠能够吸收也易造成肥胖,或易罹患扁平足一类的疾病;若婴儿消化能力较差,不能充分吸收,就会出现腹泻症状,造成营养不良。

产后忌马上节食

一般产妇在生育后,体重会有所增加,与怀孕之前大不相同。很多妈妈产后为了恢复生育前的苗条体型,分娩后便立即节食。这样做不但对身体的健康不利,对宝宝也没有好处。

这是因为妈妈产后所增加的体重主要是水分和脂肪,如果进行哺乳,这些脂肪根本不够用,还需要从身体原来储存的脂肪中动用一些营养,来补充哺乳所需营养。如果产妇在产后节食,这些哺乳所需的营养成分就会不足,就会消耗产妇身上大量的营养成分,使宝宝的营养受损。

在哺乳期间,除了均衡摄取各种营养素之外,产妇还要多吃一些钙质丰富的食物,而且每天要摄取足够的热量。

产妇忌长期喝红糖水

红糖既能补血,又能供应热量,是很好的补益佳品,但长期喝的话会对子宫的复原不利。因为产后恶露逐渐减少,子宫收缩也逐渐恢复正常,如果长期喝红糖水,红糖的活血作用会使恶露的血量增多,造成产妇继续失血。

过量饮用红糖水,还会损坏产妇的牙齿。而且红糖性温,如果产妇在夏季过量饮用红糖水,必定使出汗加速,让身体更加虚弱,甚至引起中暑。

产后忌喝高脂肪的浓汤

因为脂肪过量易影响食欲、体型。而且高脂肪也会增加乳汁的脂肪含量,使新生儿无法吸收而引起腹泻。因此,产妇宜喝些有营养的补汤,如鱼汤、蔬菜汤等,以满足对各种营养素的需求。

产后忌吃辛辣温燥食物

因为辛辣燥热的食物,容易使产妇上火,出现口舌生疮、大便秘结或痔疮等症状,通过乳汁会使婴儿内热加重,因此产后饮食宜清淡。此外,还应忌食生冷的食物,以保护脾胃和预防牙齿松动。

坐月子小常识

产后检查及家庭护理

为了保障妈妈和宝宝的身体健康，做好产褥期的护理和保健是非常重要的。

产褥期的检查

分娩后一周内需到妇产科检查，以下为检查的重点：

1.子宫收缩情况

产褥期第一天子宫底为脐平，之后每天下降1~2厘米，产后10~14天降入骨盆，经腹部检查触不到子宫底，并检查有无压痛。

2.腹部、会阴伤口愈合情况

检查伤口有无渗血、血肿及感染情况，发现异常则要尽快到医院诊疗。

3.乳房的检查

检查乳头有无裂伤，乳腺是否通畅，乳房有无红肿、硬结、乳汁的分泌量。

4.全身情况

了解一般的情况、精神、睡眠、饮食以及大小便等。以下列出全身检测的项目（见下表）。

5.恶露的形状

恶露由血液、坏死组织以及黏液组成。血性恶露持续3~7天；浆液性恶露7~14天；白色恶露14~21天。产后3周左右排除干净，血性恶露持续2周以上，说明子宫复原差。除了看形状外，还要闻闻恶露，如有臭味可能是产褥感染。

全身检测项目	产后检测的重点
测量血压	初次与第二次中均测量血压，发现产后血压升高应马上处理。
测量体温	产后24小时内由于分娩疲劳，体温稍微升高，一般不超过38℃。产后3~4天，因乳房肿胀，体温有时可达39℃，持续数小时，最多不超过12小时。如产后体温持续升高，要查明原因。
测量脉搏	由于胎盘循环停止、循环血量变少，加上产褥期卧床休息，产妇脉搏较慢但规律，为60~70次/分。
测量呼吸	因产后腹压减低、呼吸深且慢，为14~16次/分。当产妇体温升高，呼吸和脉搏均加快。应注意心肺的听诊，如有异常应及时报告。
排尿功能的检查	产钳、剖腹水、滞产的产妇要特别注意排尿功能是否通畅，预防尿路感染。指导产妇多饮水。

产褥期的护理及卫生指导

1.外阴的清洁卫生

每日应冲洗外阴。用产褥垫,保持会阴部清洁,预防感染。如伤口肿胀疼痛,可用75%的乙醇液纱布湿敷,还可用0.01%~0.02%的碘酒坐浴。

2.注意个人卫生

红恶露大约持续3天,量也很多,因此,除了要在家人的帮助下到厕所处理、及时消毒外,每隔3~4小时应进行1次清理、消毒。伤口缝合的产妇在小便及处理恶露时,应注意不要碰到伤口,并保持清洁。此外,每天应用温热水漱口、刷牙、洗脚、擦澡。

3.健康教育

宣传母乳喂养的好处,因为母乳的成分优于牛乳。指导0~4个月新生儿母乳喂养。

4.指导乳房护理及喂养

注意吸吮及喂养姿势是否正确,一般哺乳姿势应使母亲和婴儿体位舒适,母亲的身体与婴儿身体相贴近,看着婴儿吃奶。开始哺乳前,用乳头刺激婴儿脸颊部,当婴儿张大口的一瞬间,母亲将乳头和部分乳晕放入婴儿口内,这样婴儿可大口吸进乳汁,刺激乳头,促进乳汁分泌。

产后回诊

产后42天内应到门诊回诊,回诊包括全身、盆腔器官及哺乳情况等。

健康小叮咛

剖宫产术后禁忌

❶ 忌平卧:手术后麻醉逐渐消失,产妇伤口感到疼痛,而平卧位的方式将令子宫收缩痛觉最为敏感。因此,照顾者要帮助产妇采取侧卧位,身体与床成20~30度,并将被子或毛毯折叠后放在背部,可减轻身体移动对伤口的震动和牵拉痛。

❷ 忌服用过多镇痛药物:剖宫产术后麻醉药作用逐渐消失,一般在术后几小时伤口较疼痛,可请医生在手术当天使用镇痛药物,在此以后,最好不要再使用药物镇痛,以免影响肠蠕动功能的恢复。伤口的疼痛一般在3天后便会自然消失。

❸ 忌腹部手术伤口的清洗:在术后2周内,不要让手术伤口沾水,照顾者要注意,产妇全身的清洁宜采用擦浴。

❹ 忌动作过大:产后不要有大动作,就算是咳嗽或笑也应该用手撑住伤口或用枕头顶住胃,你的疼痛感就会减轻。

❺ 忌立即怀孕:产后如果感觉良好可以在4~6周恢复性生活,但是,剖宫产的产妇不适合立即怀孕。所以在产后如果要进行性生活,一定要做好避孕措施。

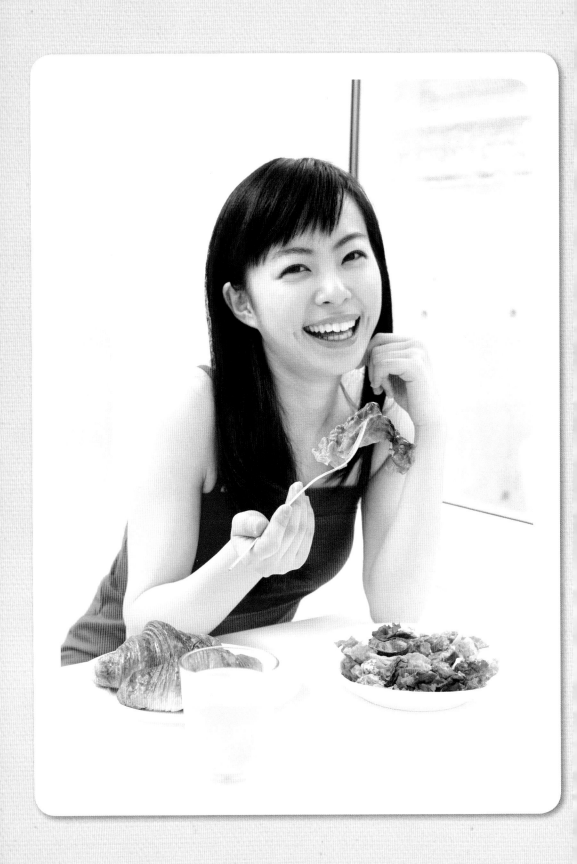

Part 2

补充叶酸最重要！

1 ~ 3 个月
怀孕初期饮食宜忌

孕期开始了，
随着时间的推移，
准妈妈无论是生理还是心理都会产生很大的变化，
而宝宝也一天天在改变，
这些都需要准妈妈做好身体的保健工作，
并进行适当的饮食，
以从中摄取自己和宝宝所需的营养。

怀孕 1～3 个月宜吃的食物

生姜

姜的挥发油能增强胃液的分泌和胃壁的蠕动，帮助消化。从姜中分离出来的姜烯、姜酮的混合物均有明显的止呕吐作用。

宜

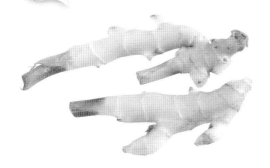

营养分析

姜具有发汗解表、温中止呕、温肺止咳、解毒功效，对外感风寒、胃寒呕吐、风寒咳嗽、腹痛腹泻、鱼蟹中毒等病症有食疗作用，还可以有效缓解孕吐，怀孕初期妈妈可以适量食用。

此外，姜提取液具有显著的抑制皮肤真菌和杀灭阴道滴虫功效，可治疗各种痈肿疮毒。姜还有抑制癌细胞活性的作用。

姜是传统治疗恶心、呕吐的食物，有"呕家圣药"的美誉，对于缓解孕妇晨吐十分有效。妊娠恶心及呕吐症状通常发生在怀孕的前3个月，带给孕妇许多麻烦，但药物又会对胎儿有害，因此孕前期食用生姜是很有益处的。姜还具有促进血液循环、驱散寒邪的功效，孕妇食用姜可以起到很好的预防、治疗感冒的作用。

小心禁忌

❶ 食用生姜不能过量，以免摄取大量姜辣素，导致口干、咽痛、便秘等上火症状。

❷ 烂姜、冻姜都不能吃，因为姜变质后会产生致癌物。

❸ 有内热的人应慎用。

❹ 优质姜应完整饱满，节疏肉厚，无须根，无损伤，无烂顶，无黑心。姜喜阴湿暖，忌干怕冷，适宜存贮温度为 15℃左右。

❺ 烂姜、冻姜不要吃，因为姜变质后会产生致癌物。如果想去除生姜皮，可用铁汤匙沿着表面刮除姜皮。

健康小叮咛

姜不宜一次吃太多

姜是一种极重要的调味品，同时也可作为蔬菜单独食用。在怀孕初期吃姜可以缓解孕吐，但是不宜一次吃太多。产后的女性坐月子时，以姜醋佐膳，可恢复体力和生乳，有助哺喂婴儿母乳。

姜丝炒牛肉

扫扫二维码
视频轻松学

材料

牛肉片 100 克
姜丝少许
酱油 30 毫升
生粉少许
米酒 5 毫升
芝麻油适量
盐适量
食用油适量

做法

1. 牛肉片洗净，加入少许生粉、酱油和米酒，稍微搅拌，腌渍约 20 分钟。

2. 热油锅，以大火快速翻炒牛肉片至半熟后，捞起备用。

3. 留锅底油，将姜丝入锅炒香。

4. 倒入已半熟的牛肉片拌炒均匀，关火，起锅前加入少许盐和芝麻油提味即可。

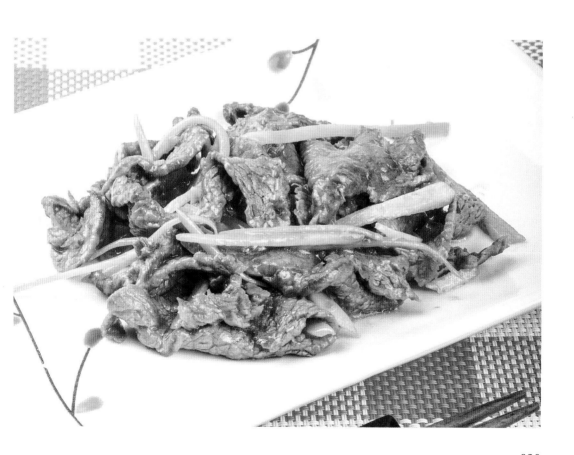

豆腐

豆腐不仅是味美的食品，而且具有丰富的营养。现代科学分析证明，豆腐的营养和牛奶差不多。豆腐味道鲜美，不仅可以佐餐食用，且药用价值亦颇高。

宜

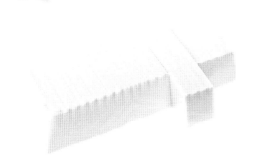

营养分析

豆腐用石膏或卤水制成，含铁、钙和镁盐较多，对小儿骨骼与牙齿生长有很大帮助；而镁盐对心肌有保护作用，故适合于冠心病患者食用；豆腐中的豆固醇还有降低总胆固醇的作用。

据报导，日本妇女以吃豆腐代替吃饭，来进行减肥健美。另外，豆腐中植物蛋白量丰富而且品质好，含糖也较少，最适合糖尿病患者和肥胖者食用。豆腐可以说是高血压、高血脂、心脏病、动脉硬化、糖尿病患者和肥胖者的有益食品。

现代医学证明，丰富的大豆卵磷脂有益于神经、血管、大脑的生长发育，比起靠吃动物性食品或鸡蛋来补养、健脑，豆腐有着极大的优势，因此老年人也很适合食用豆腐来健脑。

传统医学认为，豆腐性微寒，味甘，熟食，能益气和中、宽肠下气、生津润燥、清热解毒、利尿消肿；生食，能清肺止咳、益胃止津。主治病后体虚、肠胃虚弱、气短食少者、吐血、便血、乳少、痰喘浮肿。生食，适用于胃火上炎、口干燥渴、腹胀或肺热咳嗽、痰多等，尤其适合孕妇食用。

小心禁忌

❶ 中医认为豆腐性偏寒，胃寒者、易腹泻、腹胀和脾虚者不宜多食。

❷ 严重消化性溃疡、低碘者应禁食，黄豆含有皂角苷，可预防动脉粥状硬化，也能促进碘的排泄。

❸ 豆腐不宜与菠菜和蜂蜜一起食用。

健康小叮咛

大豆卵磷脂的好处

豆腐中含有丰富的大豆卵磷脂，对于胎儿的神经、血管及大脑的生长发育有益。还含有大豆蛋白和丰富蛋白质，有助孕妇滋补身体，增强免疫力。

铁板豆腐

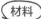 **材料**

鸡蛋豆腐 100 克
荷兰豆 60 克
木耳 40 克
胡萝卜 40 克
葱段、蒜末、香菜各适量
芝麻油、蚝油、米酒、白
糖、食用油各少许

做法

1. 豆腐切长条状；荷兰豆洗净，去蒂头和粗丝；木耳洗净，切小片；胡萝卜洗净，去皮，切片。

2. 烧一锅滚水，加少许盐，焯烫木耳、胡萝卜、荷兰豆，捞出后沥干备用。

3. 起油锅，煎豆腐至两面金黄，推到锅边；放入葱段、蒜末爆香；再加入蚝油、白糖和焯烫过的食材，翻炒均匀，加少许的水煨煮。

4. 最后加入米酒、芝麻油拌炒均匀，起锅后撒入香菜即可。

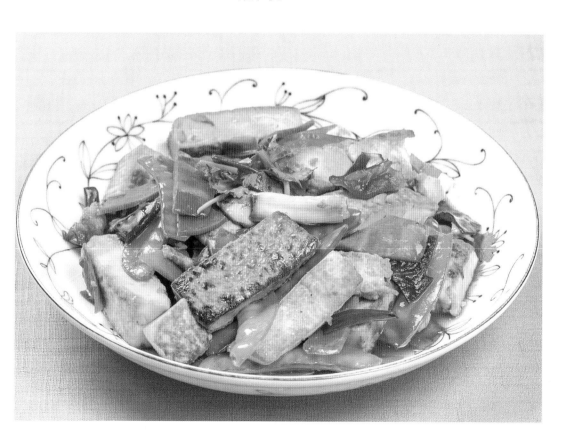

补铁补钙、维护视力

菠菜

菠菜，又名菠棱菜、赤根菜、鹦鹉菜等，由于其根呈浅红色，人们又取雅号"红嘴绿鹦哥"。在台湾一年四季都可以买到新鲜的菠菜，是一般家庭餐桌上常见的青菜。

宜

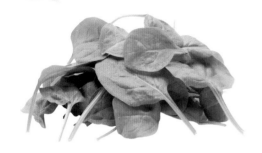

营养分析

菠菜具有养血止血、敛阴润燥之效，适用于高血压、糖尿病、肺痨、胃肠功能失调、慢性便秘、痔疮患者。

菠菜富含多种维生素、蛋白质和矿物质。菠菜中β-胡萝卜素含量略高于胡萝卜；维生素C的含量比大白菜高2倍，比白萝卜高1倍。一个人一天只需吃100克菠菜就可满足身体对维生素C的需求。β-胡萝卜素和维生素C还可抑制癌细胞的扩散。500克菠菜中的蛋白质含量相当于2个鸡蛋。

菠菜中所含的矿物质主要是铁质和钙质，尤其在根部含量较高。选购菠菜时，以粗壮、叶大、色翠绿、无烂叶和萎叶、无虫害的为佳。可用塑胶袋包装后，放入冰箱冷藏，可保鲜2～3天。

菠菜所含的酶对胃和胰腺的分泌功能有良好的促进作用，有助于消化，并能促进胰岛腺分泌，帮助人体维护正常视力和上皮细胞的健康，增强抵抗传染病的能力以及促进儿童生长发育等。菠菜对孕期缺铁性贫血也有改善作用，能令人脸色红润、光彩照人，因此而被推崇为养颜佳品。

小心禁忌

❶ 脾胃虚弱、肾功能差的人最好不要吃菠菜。

❷ 菠菜含有草酸，而草酸与钙结合易形成草酸钙，会影响备孕女性对钙的吸收。因此，菠菜不能与含钙丰富的豆类、豆制品类，以及木耳、虾米、海带、紫菜等食物同食。可与蔬菜、水果等碱性食品同食，这样能加速草酸钙溶解排除，防止结石。

健康小叮咛

铁质对孕妇很重要

菠菜、黄豆、豆腐等植物性食品物中含有丰富的铁质。铁是构成血液中血红蛋白的重要元素，而血红蛋白可以将母体内的氧气通过胎盘输送给胎儿。如果因为缺铁而引起贫血就会导致身体虚弱，容易疲劳、呼吸困难等。

菠菜蛤蜊粥

材料

白饭 150 克
蛤蜊肉 70 克
菠菜 160 克
葱、姜末、蒜末各适量
米酒、芝麻油、盐、食用
油各少许

做法

1. 菠菜挑拣清洗后，切小段；蛤蜊肉洗净后，沥干；
   葱洗净，切成葱花。

2. 热锅中放入食用油，小火爆香姜末、蒜末，放入
   蛤蜊肉、米酒拌炒。

3. 加入白饭、适量的水，煮成白粥后，放入菠菜，
   并加盐调味，煮熟后淋上芝麻油、撒上葱花即可。

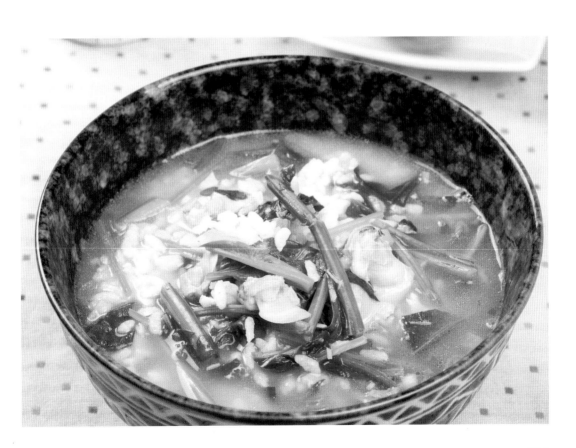

健身壮骨、消除疲劳

板栗

板栗又名瑰栗、毛栗、风栗，为壳斗科，属于落叶乔木栗的种仁。果肉黄白色，粉质，味甜而香。果实秋季采收。栗树果实落脱时，长满了刺的壳头便皲裂，形如战栗，这是叫栗的由来。

宜

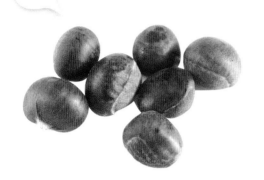

营养分析

板栗性温味甘，入脾、胃、肾三经，有养胃、健脾、补肾、壮腰、强筋、活血化瘀、止血、消肿等功效。适用于肾虚所导致的腰膝酸软、腰脚不遂、小便多和脾胃虚寒所引起的慢性腹泻及外伤骨折、瘀血肿痛、皮肤生疮、筋骨疼痛等症状。

板栗所含的不饱和脂肪酸和多种维生素，有对抗高血压、冠心病、动脉硬化等疾病的功效。板栗的营养成分丰富，脂肪少，蛋白质、淀粉与糖含量高，并含有多种维生素以及矿物质如钙、磷、铁、钾等。据科学实验证实，板栗的营养丰富，其果实中含糖和淀粉高达70.1%。

此外，板栗还含有脂肪、钙、磷、铁和多种维生素，特别是维生素C、B族维生素和β-胡萝卜素的含量都较一般干果高。

小心禁忌

❶ 脾胃虚弱、消化不良或患有风湿病的人不宜食用；另外，因板栗含淀粉较多，糖尿病人、怕胖的人不要过量食用。

❷ 板栗中的维生素易与牛肉中的微量元素发生反应，会削弱板栗的营养价值，而且不易消化。

❸ 购买板栗时应选果壳老结、无虫眼、无黑斑、无瘪印，较为干燥，果实饱满，颗粒均匀，用手捏果实感到坚实、沉甸甸，咬开肉质嫩黄者。板栗风干或晒干后，连壳保存比较方便，放干燥处，防发霉变质即可。

健康小叮咛

板栗吃多易腹胀

板栗素有"干果之王"的美称，可代替粮食，是一种价廉物美、富有营养的滋补品。板栗中含有大量的叶酸，适合怀孕初期的孕妇食用。板栗中含有蛋白质和氨基酸，胎儿对蛋白质的需求量较高，适量吃一些板栗可提高孕妇的免疫力，有利于胎儿的发育。不过板栗吃多了容易引起腹胀，孕妇一次不可进食过量，以免难以消化，阻滞肠胃。

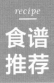

recipe
食谱推荐

板栗白菜

材料

大白菜 300 克
板栗 100 克
葱花、姜末各适量
水淀粉、盐各少许
食用油适量

做法

1. 板栗去皮，洗净；大白菜洗净，切成小片。

2. 板栗在油锅内过油，取出备用。

3. 热油锅，放入大白菜略炒后盛出；原锅中再加些油烧热，炒香葱花、姜末后，放入大白菜与板栗以中火翻炒，加适量水焖煮至熟，起锅前用水淀粉勾芡，加盐调味即可。

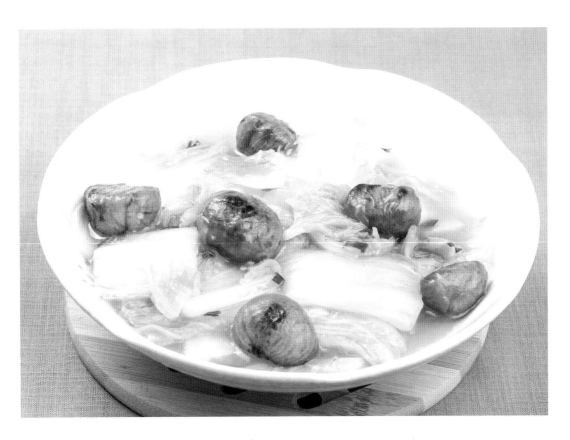

莲藕

莲藕俗名有莲菜、莲根、水华等，是莲的地下茎，又叫"七孔菜"。其根状茎横走，粗壮，节间胀大，内有数纵行通气孔道，节部缢缩，折断时有"藕断丝连"现象。

宜

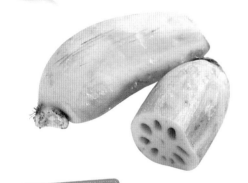

营养分析

莲藕含有淀粉、鞣质（单宁），B族维生素、维生素C，丰富的蛋白质以及钙、铁等矿物质，尤其以维生素C为多。

莲藕主治虚渴、病后口干、解酒毒、热性出血、小便不利、血淋尿血。适宜便血、月经过多、病后、产后、疲倦、消化道出血、心悸怔忡的人食用。

现代研究发现，在根茎类食物中，莲藕含铁量较高，对缺铁性贫血有食疗作用；膳食纤维则能刺激肠道。其含糖量低，而维生素C和食物纤维的量多，对于肝病、便秘、糖尿病等一切有虚弱之症的人都十分有益；其丰富的单宁酸具有收缩血管和止血的作用，对于孕妇极为适宜；还可以消暑清热，也是孕妇夏季良好的祛暑食物。

小心禁忌

❶ 有糖尿病、脾胃虚寒、妇女痛经者不宜食用太多莲藕。

❷ 在烹制莲藕时忌用铁器，以免导致食物变黑。另外，莲藕烹调时易变黑，可在煮前加几滴醋在沸水焯烫一下，即可避免。

❸ 要选择两端节很细、莲藕身圆而笔直、用手轻敲声音厚实、皮颜色为淡茶色、没有伤痕，且莲藕节之间的间距长的莲藕。没有湿泥的莲藕通常已经过处理，不耐保存，尽量现买现食；有湿泥的莲藕较好保存，置于阴凉处可保存约1周。

健康小叮咛

莲藕生食、熟食功效不同

莲藕生、熟性质大不同，中医认为生藕性味甘、寒；熟藕甘、温。生吃鲜藕能清热解烦、解渴止呕；如将鲜藕压榨取汁，其功效更甚；煮熟的藕性味甘温，能健脾开胃、益血补心，故主补五脏，有消食、止泻的功效。

把莲藕过热水煮熟后，其性会由凉变温，有养胃滋阴、健脾益气功效，对孕妇而言是一种食补佳品。莲藕中的藕节有养血止血、调中开胃功效，能改善孕妇气色，滋养胎儿。

recipe

食谱推荐

莲藕炖牛腩

材料

牛腩 150 克
莲藕适量
胡萝卜适量
黄豆适量
盐适量

做法

1. 牛腩洗净，切大块，并切掉肥油；莲藕与胡萝卜去皮洗净，切块；黄豆放清水，泡发。

2. 烧一锅滚水，加少许盐，放入牛腩氽烫去血水，捞起备用。

3. 将所有食材放入锅内，加入适量清水，大火煮沸后，转小火慢煲 3 小时至牛腩软烂，出锅前加盐调味即可。

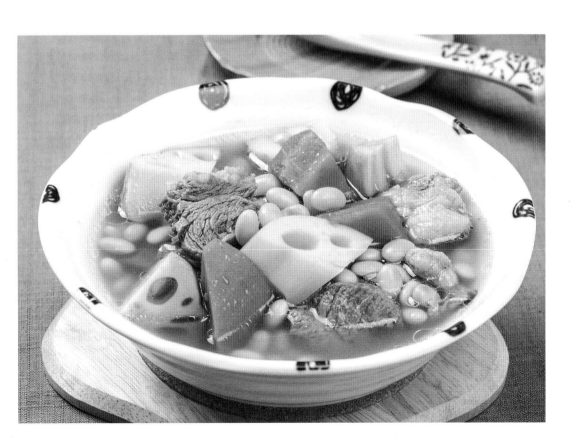

牛奶

牛奶是母牛为哺育刚出生的幼犊自乳腺所产生的分泌物，是营养调查中常未能达到每日建议量（RDA）的营养素。

宜

营养分析

牛奶营养丰富、容易消化吸收、物美价廉、食用方便，是最"接近完美的食品"，被称为"天然的营养圣品"、"最均衡的天然食品"，也有人称其为"白色血液"，是最理想的天然食品。

牛奶中的蛋白质含有8种必需氨基酸，适宜于构成肌肉组织和促进健康发育；牛奶中的主要糖类是乳糖，乳糖在人体内可调节胃酸，促进肠蠕动和助消化腺分泌的作用。牛奶中所含的钙质，是人体钙的最好来源。因为牛奶中的钙在体内极易吸收，远比其他各类食物中的钙吸收率高。而且，牛奶中钙与磷比例合适，是促进儿童与青少年骨骼、牙齿发育的理想营养食品。牛奶中含有丰富的维生素，如维生素A、C、D以及B族维生素。

小心禁忌

❶ 溃疡病人忌喝牛奶。

❷ 肾结石病人不宜在睡前喝牛奶。

❸ 牛奶中的蛋白质与橘子中的果酸和维生素C结合而凝固成块，不仅影响消化吸收，而且会使人腹胀、腹痛、腹泻。

❹ 牛奶与醋同吃会引起腹部结块。

❺ 牛奶中富含钙，韭菜中富含草酸，二者同吃会影响钙的吸收。

❻ 牛奶买回后应尽快放入冰箱冷藏，以低于7℃为宜，注意包装盒外的保存期限，需在保鲜期内喝完。

健康小叮咛

适合胃口不佳的孕妇

中医学认为，牛奶味甘，性微寒，具有生津止渴、滋润肠道、清热通便、补虚健脾等功效，十分适合需要大量营养素的孕妇食用。

怀孕初期妈妈的胃口不佳可以适当喝些牛奶，但需注意并不是所有孕妇都适合饮用牛奶，如贫血、患有胃溃疡的孕妇就不宜喝，可用优酪乳或豆浆代替。牛奶含有人体所需的各种营养物质，产妇每天喝牛奶也有利于身体康复。

recipe 食谱推荐 木瓜牛奶

（材料）

木瓜 300 克
牛奶 500 毫升
白糖适量

（做法）

1. 木瓜洗净，削皮切块。

2. 将木瓜、牛奶、白糖放入果汁机中，按下开关，待木瓜成汁液即可。

＼ 营养功效 ／

木瓜是帮助消化的好水果，含有大量水分、糖类、蛋白质、脂肪、多种维生素及多种人体必需氨基酸，可以增强身体的抵抗力，其中所含的木瓜酵素更是对养颜美容有一定的功效。不过，若是过敏体质的妈妈则不宜多食。

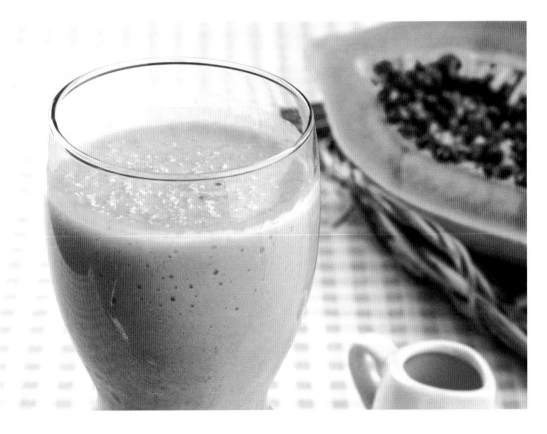

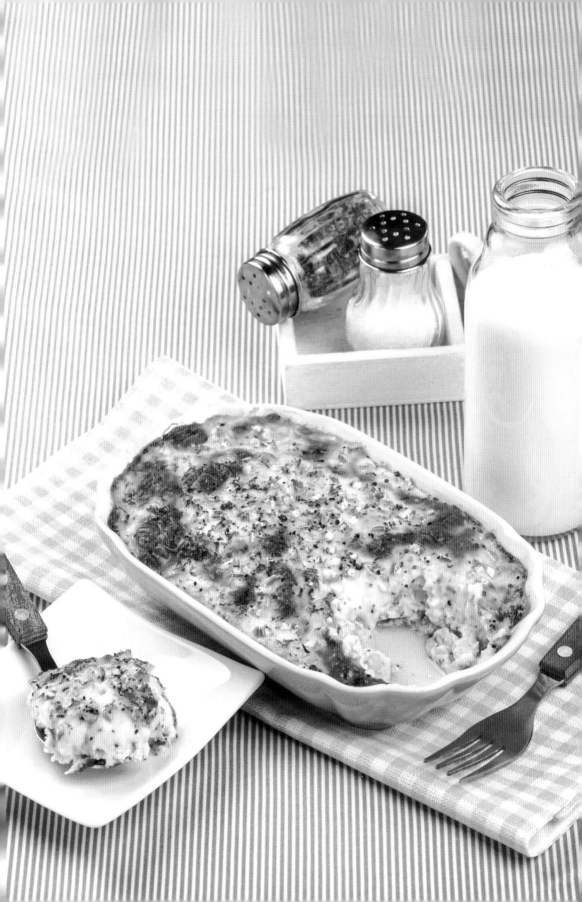

食谱推荐

鸡蛋奶汁烤菜

材料

鸡蛋 4 个
鸡胸肉 80 克
洋葱 25 克
奶油 80 克
牛奶 30 毫升
西芹、芝士丝各适量
盐少许

做法

1. 先制作白酱备用，并将烤箱预热至 200℃。

2. 鸡胸肉切丁，加盐腌渍；洋葱和西芹切丁；鸡蛋打散，加入牛奶、盐搅拌均匀。

3. 平底锅中加入奶油，用中火加热将奶油融化，再放入鸡肉丁和洋葱丁拌炒。

4. 炒到八分熟时，倒入蛋液，迅速将火关掉，将食材盛入抹了奶油的耐热器皿，再加上西芹丁和做好的白酱，最后撒上芝士丝，放进预热好的烤箱烤 10 ～ 12 分钟，至表面微焦即完成。

贴心小提醒

白酱的做法：首先要准备奶油 30 克、面粉 30 克、牛奶 250 毫升；将奶油、面粉放入平底锅中以小火拌炒，炒到呈现淡淡咖啡色；维持小火，并加入牛奶拌匀，搅拌至呈浓稠状且没有颗粒即完成。

要特别注意白酱会越煮越浓稠，小心别煮过头了，只要煮到用汤匙舀起时会缓缓滴落的程度即可。

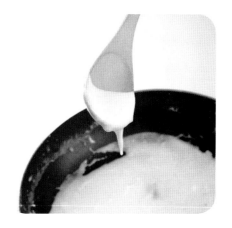

＼ 营养功效 ／

洋葱的维生素及多酚含量高，并可抗氧化、抗发炎。如果患有气喘，也可以食用洋葱帮助减轻症状。洋葱还能帮助提高肠胃道的张力，增加消化液分泌，促进人体对铁吸收，但一次不宜过量食用。

丝瓜

丝瓜又名菜瓜、弯瓜、水瓜、天罗、布瓜、丝夹、角瓜，因丝瓜老化后，内部的组织会成纤维状而得名，为葫芦科植物的鲜嫩果实，果实嫩时皮色青绿，味道鲜美，历来被当做夏令佳蔬。

宜

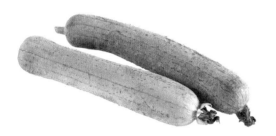

营养分析

丝瓜营养丰富，在瓜类蔬菜中，其蛋白质、淀粉、钙、磷、铁以及各种维生素（如维生素A、维生素C）的含量都比较高，所提供的热量也仅次于南瓜。

丝瓜还含有皂苷、丝瓜苦味素、大量的黏液、瓜氨酸、脂肪等。这些营养元素对身体的生理活动十分重要。

丝瓜肉镇咳、祛痰、利尿、治痘疮；叶茎治疮毒；丝瓜水镇咳、健胃、解毒。孕妇宜吃丝瓜，因为它具有清热化痰、凉血解毒、通经络、行血脉、利尿等功效。

而丝瓜所含的皂苷成分有强心作用，夏季常食可去暑除烦、生津止渴，既能补充营养，又有清热解暑的功效。

小心禁忌

❶ 脾胃虚寒的人不能吃丝瓜。

❷ 丝瓜性寒凉，孕妇不能过量食用丝瓜。

❸ 丝瓜不宜生吃。

❹ 选购丝瓜应选择鲜嫩、结实和光亮，皮色为嫩绿或淡绿色者，果肉顶端比较饱满，无臃肿感。若皮色枯黄或瓜皮干皱，或瓜体肿大且局部有斑点和凹陷，则该瓜过熟而不能食用。丝瓜易发黑，因为容易被氧化。因此，为减少发黑要快切快炒，也可以在削皮后用水洗一下，或过一过盐水，或者是用开水烫一下。

健康小叮咛

丝瓜是止血良药

中医认为丝瓜有点苦、酸，微寒；丝瓜络性清凉，可活血化瘀、通经、解毒药，又为止痛、止血药。还可用于治疗肠出血、赤痢、妇女子宫出血、睾丸炎肿、痔疮流血等。

食谱推荐 recipe

清蒸丝瓜蛤蜊

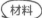

材料

蛤蜊 250 克

丝瓜 200 克

蒜末 5 克

辣椒 80 克

奶油 15 克

米酒 10 毫升

姜丝、葱段各适量

做法

1. 蛤蜊泡在水中吐沙后洗净；丝瓜洗净去皮，切滚刀片；辣椒洗净去籽，切丝后泡水；葱段洗净，切丝后泡水；取一半姜丝泡水，备用。

2. 内锅中依序放入丝瓜、蛤蜊、奶油、蒜末、另一半的姜丝和米酒。

3. 将内锅放到电锅中，外锅倒入 200 毫升水，按下开关，蒸至开关跳起。

4. 打开锅盖，将蒸好的丝瓜蛤蜊盛盘，撒上泡水的姜丝、葱丝、辣椒丝即完成。

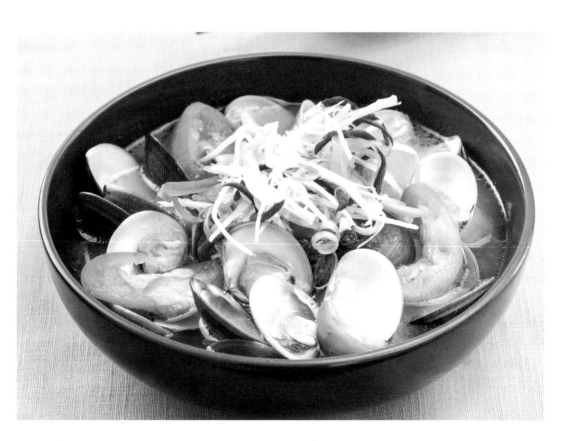

黑木耳

黑木耳是一种营养丰富的食用菌，它的别名很多，因生长于腐木之上，形似人的耳朵，故名木耳；又似蛾蝶玉立，故名木蛾；因它的味道有如鸡肉鲜美，故亦名树鸡。

宜

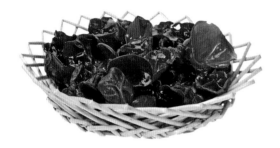

营养分析

黑木耳味甘，性平，有滋养、益胃、活血化瘀、润燥的功效，适用于痔疮出血、便血、痢疾、贫血、高血压、便秘等症状。国外科学家发现，黑木耳能减低血液凝块，有预防冠心病的作用。

很少人知道黑木耳的蛋白质含量是米、面、蔬菜等所无法比拟的，其维生素 B_2 的含量是米、面和大白菜的10倍，比猪、牛、羊肉高3～5倍；且钙的含量是肉类的30～70倍，铁质比肉类更高达100倍。在黑木耳的蛋白质中含有多种氨基酸，尤以赖氨酸和亮氨酸的含量最为丰富。

黑木耳中含有多糖体，对肿瘤能产生中解作用，并有免疫特性。癌症病人在使用了这种多糖体后，体内球蛋白的组成成分有显著增加，进而增强了抗体。

小心禁忌

❶ 黑木耳具有抑制血小板聚集作用，可能造成凝血功能不佳。因此，女性在生理期间，以及动手术前后、拔牙前后，尽量不食或少食。

❷ 干木耳烹调前宜用温水泡发，泡发后仍然紧缩在一起的部分不宜吃。

❸ 黑木耳有一定的顺肠作用，故脾虚消化不良或大便稀薄者应少吃。

❹ 黑木耳中含有铁质，茶中含有单宁酸，两者同吃会降低人体对铁的吸收，严重时会导致贫血。

❺ 干黑木耳愈干愈好，朵大适度，朵面乌黑但无光泽，朵背略呈灰白色，无异味，有清香气的为上品。保存干黑木耳要注意防潮，最好用塑胶袋装好，常温或冷藏保存均可，须在 3～4 天内吃完。

健康小叮咛

中医常使用黑木耳入药

中医学认为黑木耳有滋润强壮、清肺益气、补血活血、镇静止痛等功效，可用作治疗腰腿疼痛、手足抽筋麻木、痔疮出血等症常用的配方药物。

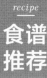

recipe
**食谱
推荐**

木耳炒肉丝

材料

猪瘦肉 150 克
黑木耳 50 克
青椒 25 克
绿豆芽 150 克
姜适量
酱油、盐各少许
食用油适量

做法

1. 黑木耳洗净，切丝；猪瘦肉洗净，切丝；青椒洗净，去籽，切丝；绿豆芽摘去根，洗净；姜去皮，切丝。

2. 猪肉丝用酱油拌匀，腌渍 5 分钟至入味。

3. 热油锅，放入肉丝翻炒至八分熟，盛碗备用。

4. 原锅中加少许油烧热，加入黑木耳、青椒丝和绿豆芽拌炒熟后，再加盐、姜丝翻炒，接着倒入肉丝拌炒均匀即可。

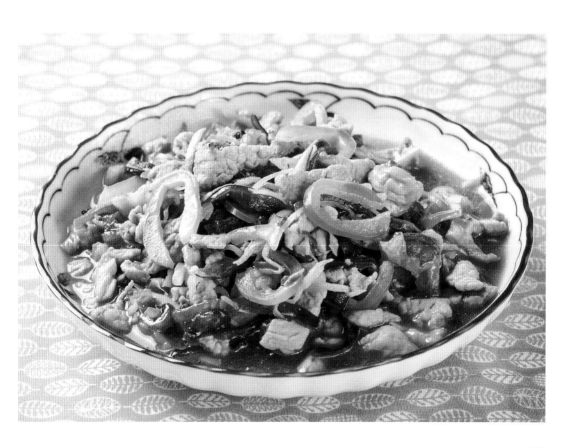

增强身体的免疫力

蘑菇

蘑菇为食用菌之王，又名白蘑菇、洋蘑菇等，是黑伞科植物蘑菇的子实体，味鲜可口，是居家及筵席珍品。西方人称之为"上帝的食品"，是国际上公认的"保健食品"、"增智食品"。

宜

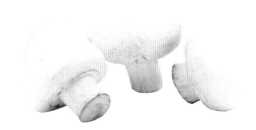

营养分析

据分析，每100克干蘑菇含蛋白质36.1~40克、脂肪3.6克、糖类31.2克、矿物质14.2克，其维生素含量高于一般的蔬菜、水果和肉类，氨基酸的组成也较为完整。

蘑菇中含有多种抗病毒成分，这对辅助治疗由病毒所引起的疾病有很好效果；蘑菇富含微量元素硒，能预防过氧化物损害身体，降低因缺硒所引起的血压升高和血黏度增加，调节甲状腺的工作，提高免疫力；蘑菇含有大量植物纤维，具有预防便秘、促进排毒、预防糖尿病以及降低胆固醇含量的作用。

因此，对需要大量营养素而又要增强身体免疫力的孕妇来说，蘑菇的确是一种健康食品。

小心禁忌

❶ 烹制蘑菇时，不用放味精或鸡精。

❷ 最好买新鲜蘑菇。市场上买回来泡在液体中的袋装蘑菇，在食用前一定要多洗几遍，以去除某些化学物质。

❸ 蘑菇对重金属的富集能力特强，最多可以达到100多倍，几乎所有重金属，蘑菇都会富集。但是，我们人体却没有排出重金属的机制，久而久之，这些重金属就会在肾小管内聚集，严重时甚至会引起肾小管的坏死。

健康小叮咛

孕妇需纤维质丰富的食品

由于激素的影响和子宫的压迫，肠道的蠕动会变慢，所以容易导致便秘。为了预防和消除便秘，平时除了要充分摄取水分，也要多食用富含纤维质的食品。制订食谱时，要多加入纤维质含量丰富的蔬菜与水果。像蘑菇、土豆、红薯、黄豆等蔬菜，以及香蕉、苹果、葡萄等水果，都含有丰富的纤维质。

recipe 食谱推荐

蘑菇鸡片

 材料

鸡胸肉 150 克
蘑菇 70 克
芦笋 50 克
蛋白 1 个
高汤、生粉、淡色酱油、
食用油各适量
芝麻油、米酒、盐各少许

 做法

1. 鸡胸肉洗净，切片；蘑菇洗净，对半切开；芦笋洗净，切斜段。

2. 鸡胸肉中加入蛋白、生粉、淡色酱油，腌渍入味。

3. 起油锅，将鸡肉片略炒至变白，放入蘑菇、芦笋翻炒，加米酒、盐拌炒均匀，再加入高汤煮滚后，起锅前淋上芝麻油即完成。

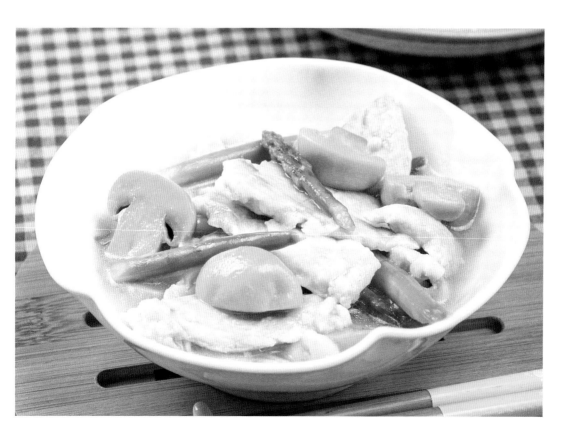

生津止渴、利尿通便

白萝卜

白萝卜又名莱菔、罗服，是人们冬季经常食用的蔬菜。它既可用于制作菜肴，又可当做水果生吃，还可腌制泡菜、酱菜。白萝卜的闽南语称作"菜头"，除了好吃，也是吉祥的象征。

宜

营养分析

白萝卜性味辛、甘、凉，含蛋白质、糖类、脂肪、纤维质、维生素C、B族维生素、钙、磷、钼及铁等营养素，有清热解毒、生津止渴、利尿通便、健胃消食、化痰止咳及解酒等功效，还具有润泽头发以及减少癌变等药理作用。

现代医学研究发现，白萝卜有很好的食用、药用价值，其所含的热量较少、纤维质较多，孕妇吃后易产生饱腹感；它能由人体自身产生干扰素，增加孕妇的身体免疫力；所含芥子油和纤维质可促进胃肠蠕动，有助于体内废物的排出，缓解便秘症状；可消积滞、化痰清热、下气宽中、解毒。

此外，白萝卜还有淀粉酶和氧化酶等人体所需的成分，常吃对孕妇十分有益。

小心禁忌

❶ 白萝卜为凉性蔬菜，阴盛偏寒体质者、脾胃虚寒者等不宜多吃。

❷ 胃及十二指肠溃疡、单纯甲状腺肿、先兆流产、子宫脱垂等患者忌吃。

❸ 白萝卜的维生素C含量极高，对人体健康非常有益，而若与胡萝卜混合就会使维生素C丧失殆尽。其原因是胡萝卜中含有一种叫抗坏血酸的解酵素，会破坏白萝卜中的维生素C。

❹ 当人体摄取萝卜后，会迅速产生一种叫硫氰酸盐的物质，并很快在人体内代谢产生硫氰酸。橘子中的类黄酮物质在肠道转化成羟苯甲酸及阿魏酸，它们可加强硫氰酸抑制甲状腺的作用，进而诱发或导致甲状腺肿，所以，白萝卜、橘子不宜同吃。

健康小叮咛

白萝卜不宜过量食用

白萝卜的营养丰富，一般来说，孕产妇都可以食用，不过因其性凉，味辛，食用时注意不宜过量，特别是体质偏寒的备孕女性。而胃肠功能不佳者及先兆流产、子宫脱垂患者，更是不能食用白萝卜。

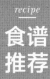

recipe
食谱推荐

白萝卜排骨汤

材料

排骨 400 克
新鲜海带丝 50 克
白萝卜 100 克
米酒适量
芝麻油、盐各少许

做法

1. 海带洗净，沥干备用；白萝卜洗净，去皮后切长条状；排骨洗净，剁成小块。

2. 烧一锅滚水，加少许盐，放入排骨汆烫去血水，捞起备用。

3. 将排骨、海带丝、白萝卜和米酒一起放入锅中，加适量的清水煲煮约 20 分钟，待所有食材熟软，加盐、芝麻油调味即可。

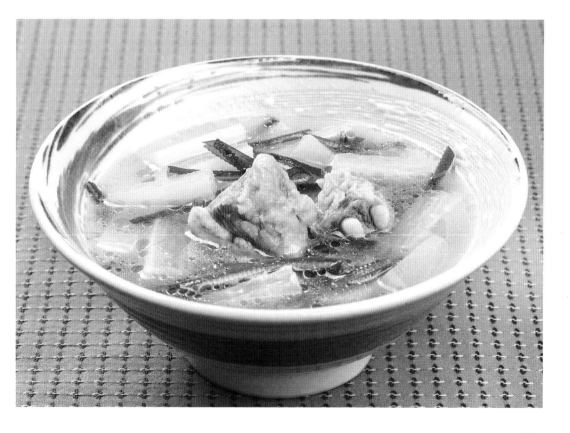

怀孕1~3个月
忌吃的食物

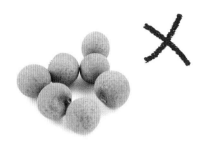

桂圆

女性怀孕后大多阴血偏虚，阴虚则产生内热，因此孕妇往往有大便干燥、口干、胎热等症状。此时吃桂圆不仅不能保胎，反而容易导致漏红、腹痛等先兆流产症状。

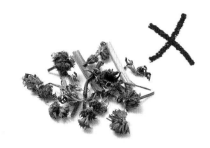

益母草

中医认为益母草具有活血化瘀、利尿消肿的功效，对无论有孕、无孕女性的子宫都有明显的兴奋作用，会使子宫强有力地收缩，对胎儿的危害十分大，因此孕妇一定要禁用益母草及其相关药物。

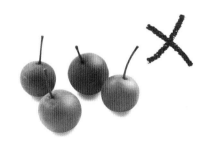

山楂

怀孕以后会出现食欲减退、恶心、呕吐等早孕反应，所以孕妇常常要通过吃酸味食物来缓解早孕症状。但是并不是所有的酸味食物都适合孕妇食用，尤其是山楂，因为山楂会刺激子宫收缩，引发流产。

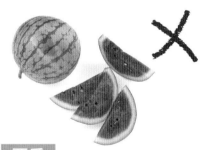

西瓜

中医认为西瓜属于寒凉食物，孕妇食用后会刺激子宫，使其收缩频率加快，对胎儿有严重影响，还会引起孕妇头晕、心悸、呕吐等症状。另外，西瓜含糖量高，妊娠合并糖尿病患者一定要禁食。

怀孕初期是胎儿细胞分化、人体器官形成的主要时期，也是母体内发生适应性生理变化的时期。这一阶段的饮食，成为准妈妈们的头等大事。此时期胚胎尚不稳定，一定要特别注意饮食方面的禁忌。

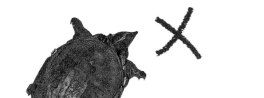

甲鱼

甲鱼属于咸寒食物，有很强的通血活络、消结散瘀的作用，孕妇食用后可能导致流产，尤其是甲鱼的壳，因此孕妇一定要禁食。

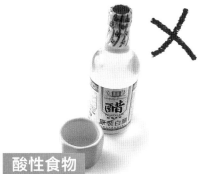

酸性食物

酸性食物会影响胚胎细胞的正常分离增殖及发育生长，而导致胎儿畸形。所以，孕妇在怀孕2周内不要吃酸性药物、酸性食物及酸性饮料等。

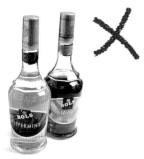

酒

怀孕期间孕妇即使饮少量酒，也会对胎儿的生长发育产生影响；如果饮酒过量，则会使胎儿畸变，影响胎儿智力及生理的发育，因此孕期应当避免饮酒。

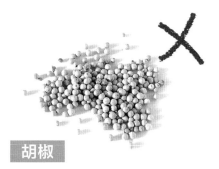

胡椒

胡椒又名白川、黑川，主要产于印度。属于热性食物，容易消耗肠道水分，造成孕妇便秘，进而导致排便不畅，影响到胎儿。

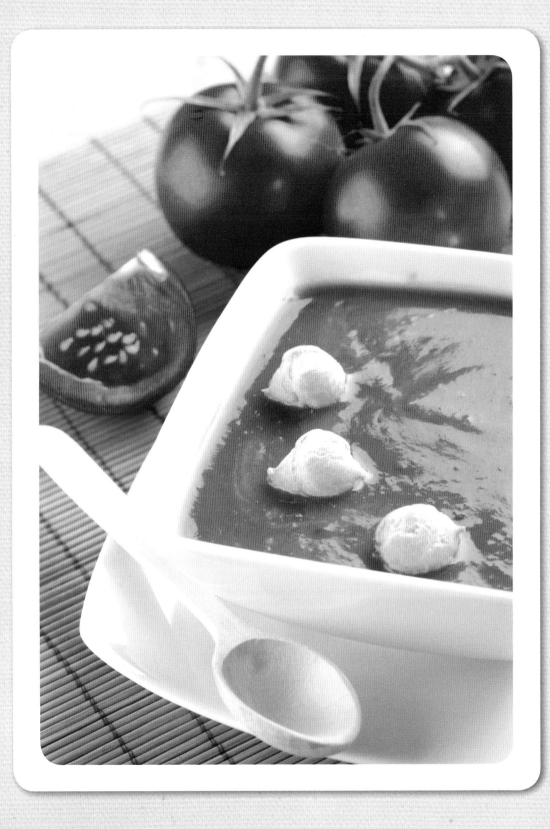

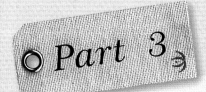

钙质多多不可少！
4～6个月
怀孕中期饮食宜忌

怀孕中期是整个怀孕期间最稳定的时期。

为了胎儿的成长，

应该维持充分而均衡的饮食习惯，

而且要通过适当的运动为生活注入活力。

此时也应该全面开始进行胎教。

对胎儿来说，

妈妈健康的身体和愉悦的心情是最重要的。

怀孕 4～6 个月宜吃的食物

温中益气、补精添髓

鸡肉

鸡属家禽类，历来被医学与营养学家列为上品，因为鸡被饲养杂交的关系，品种很多，形体大小、毛色不一。整只鸡除去毛与爪甲后，几乎无一不能烹饪料理或入药的。

宜

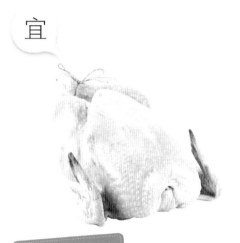

营养分析

鸡肉每100克含有水分74%、蛋白质22%、钙13毫克、磷190毫克、铁1.5毫克等，含有丰富的维生素A，还含有维生素C、E等。

鸡肉不但脂肪含量低，且所含的脂肪多为不饱和脂肪酸，为小儿、中老年人、心血管疾病患者、病中病后虚弱者理想的蛋白质食物。孕妇吃鸡肉，也会有明显的补益作用。

鸡肉含有丰富的优质蛋白，且容易被人体吸收，是孕妇良好的蛋白质来源。鸡肉还含有丰富的锌，可提高孕妇食欲，预防胎儿发育不良。

小心禁忌

❶ 感冒患者要慎于食用鸡肉，因为感冒时常伴有发烧、头痛、乏力、消化能力减弱等症状，应以吃清淡、易消化的食物为最好。

❷ 新鲜的鸡肉肉质紧密，颜色呈干净的粉红色且有光泽，鸡皮呈米色，并有光泽和张力，毛囊突出。鸡肉易变质，购买后要马上放进冰箱冷藏。如一时吃不完，最好将剩下的鸡肉煮熟后，冷冻保存。

健康小叮咛

选购鸡肉要谨慎

中医学认为鸡肉性味甘、温，入脾、胃经，可用于食少、下痢、消渴、水肿、小便频数等症状的治疗。

公鸡肉温补作用较强，较适合阳虚气弱患者食用；母鸡肉较适合产妇、年老体弱及久病体虚者食用。有些不法商人会给鸡注射生长激素来加速鸡的成长，多半打在翅膀下，选购时注意鸡翅膀下，如有红针点或乌黑色，就有可能被注射过针剂，不宜购买。

扫扫二维码
视频轻松学

recipe 食谱推荐 牛蒡红枣鸡汤

材料

土鸡腿 150 克
牛蒡 100 克
去籽红枣 6 颗
盐适量

做法

1. 鸡腿洗净、切块，放入滚水中汆烫去杂质，取出备用。

2. 牛蒡洗净、去皮，切成薄片；红枣洗净。

3. 烧一锅滚水，放入鸡腿块、牛蒡，以大火再次煮滚后，转中火，盖上锅盖炖煮 30 分钟。

4. 打开锅盖，放入红枣，再盖上锅盖炖煮 10 分钟，起锅前加盐调味即可。

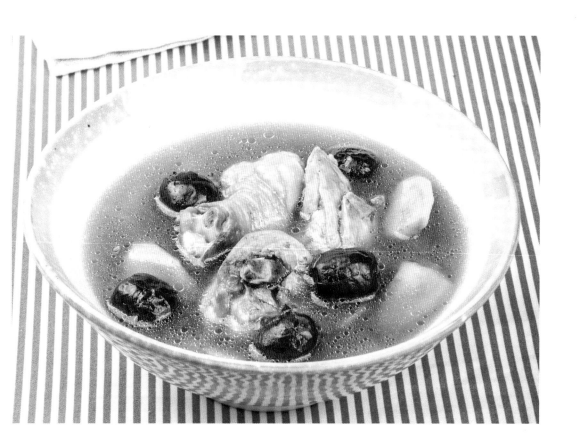

鸡蛋

鸡蛋即母鸡产的卵，含有人体几乎所有需要的营养物质，故被人们称作"理想的营养库"，营养学家称之为"完全蛋白质模式"，是不少长寿者的延年食物之一。

宜

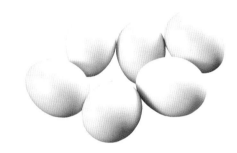

营养分析

鸡蛋中含有包括核黄素、叶酸在内的15种不同的维生素，以及12种矿物质和人体所需的各种氨基酸，且氨基酸比率与人体很接近，利用率达99.6%。

鸡蛋中的铁含量尤其丰富，是人体铁的良好来源。而怀孕中期时由于对血液的需求量增加，造血系统不能相对增加造血量，大多数孕妇都会出现容量性与缺铁混合的贫血症状，此时适量吃鸡蛋能改善孕妇的贫血状态。

鸡蛋中的蛋白质对肝脏组织损伤有修复作用，可保护肝脏；蛋黄中的卵磷脂可促进肝细胞的再生，还可提高人体血浆蛋白量，增强机体的代谢功能和免疫功能。由此可见，孕期吃鸡蛋，对母体和胎儿都具有保健作用。

小心禁忌

❶ 裂纹蛋、黏壳蛋、臭鸡蛋、散黄蛋、死胎蛋、发霉蛋、泻黄蛋、血筋蛋都不宜食用。

❷ 豆浆、甲鱼、兔肉、鹅肉、茶叶、味精、糖精、鲤鱼等都不宜与鸡蛋同食。

❸ 优质鲜蛋，蛋壳清洁、完整、无光泽，壳上有一层白霜，色泽鲜明。可用拇指、食指和中指捏住鸡蛋摇晃，好的蛋没有声音。在20℃左右时，鸡蛋大概能放1周，如果放在冰箱里保存，最多保鲜半个月。

❹ 一天不宜食用过多的鸡蛋，因为蛋黄中的胆固醇含量较高，过多的胆固醇对身体有害无益。而若是有心血管方面疾病、高血压、高血脂的患者，更要注意蛋黄的食用量。

健康小叮咛

鸡蛋有益胎儿大脑发育

鸡蛋含大量蛋白质、DHA、卵磷脂、卵黄素等营养素，能为孕妇补充营养，对胎儿大脑发育有益。为了加强营养，1天吃1个鸡蛋即可，多吃对健康无益，医学研究发现，摄取过量的蛋白质会增加肾脏的负担。

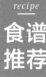

食谱推荐

蔬菜烘蛋

材料

鸡蛋 2 个
甜椒 40 克
小白菜 50 克
洋葱 50 克
香菇 3 朵
奶油 5 克
鲜奶油 100 毫升
盐、胡椒粉各适量

做法

1. 甜椒切小块；小白菜切小段；洋葱、香菇均切丁。

2. 取一容器，倒入鲜奶油、鸡蛋、盐和胡椒粉拌匀。

3. 锅内放奶油炒香洋葱，等洋葱软化后再加入甜椒、小白菜与香菇微炒。

4. 烤箱预热至 180℃，将所有炒过的食材加入鲜奶油蛋液中并倒入烤盘，烤 20 ~ 30 分钟即可。

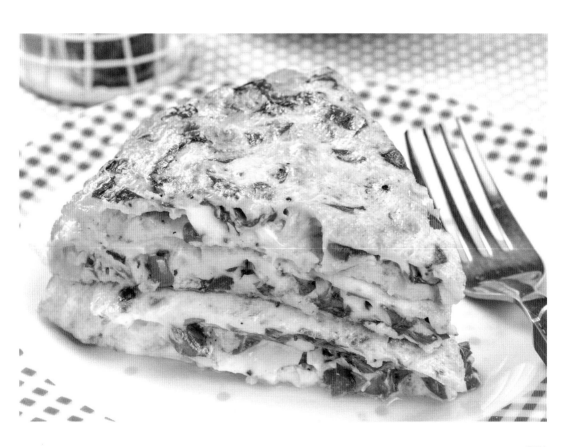

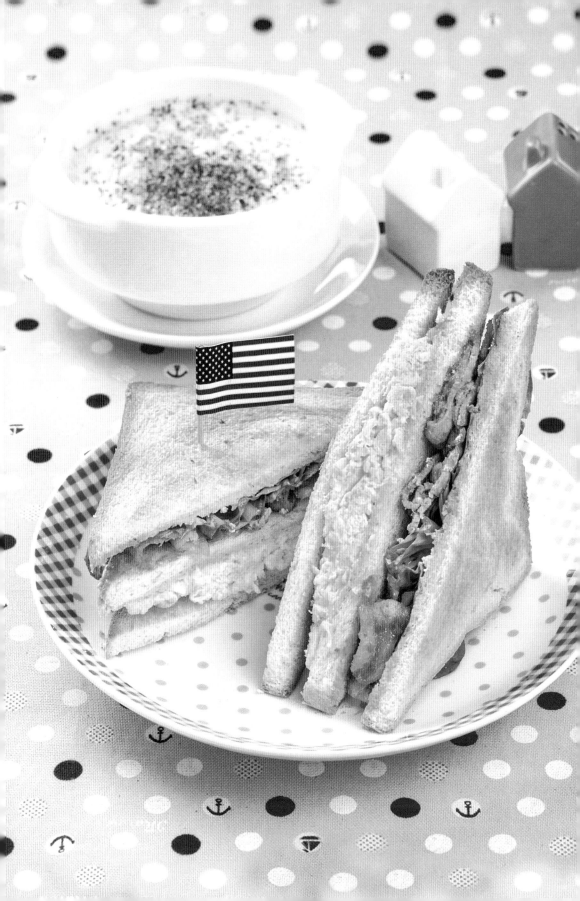

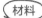

烤三明治

材料

鸡蛋 2 个
牛奶 15 毫升
猪五花肉片 50 克
生菜叶 3 片
吐司 3 片
番茄酱 30 克
咖喱粉 2 克
盐、胡椒粉、蜂蜜芥末
酱、食用油各适量

做法

1. 将鸡蛋打散，加入牛奶、盐和胡椒粉。

2. 平底锅中倒入油，用中火加热，将蛋液倒入煎成滑嫩的炒蛋后盛起。

3. 另起锅，倒入油，用中火热锅，放入猪五花肉片微炒，再加入番茄酱和咖喱粉拌炒。

4. 吐司放进烤箱中烤至两面金黄；将烤好的吐司一面抹上蜂蜜芥末酱，再铺上生菜叶片，叠上炒蛋、炒过的肉片，做成三明治后对半切开即完成。

贴心小提醒

三明治中要包入的食材，清洗过后一定要记得沥干或用厨房纸巾压干，否则会将含有水分的食材包入吐司中，会让吐司变得糊糊软软，口感不佳。

将三明治的材料准备好，依照芥末酱、生菜叶、炒蛋、肉片的顺序一层层叠上去，就能做出完美的三明治，可以说是一道简单又方便的营养餐点，里面包的馅料可以依自己的喜好替换，口味多变。

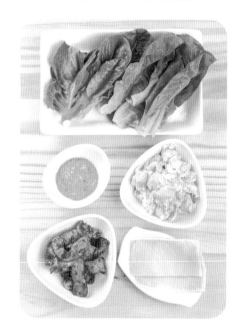

营养功效

生菜含铁量高，能预防贫血，更具有促进人体血液循环、皮肤与毛发健康的功效，还能促进食欲、改善便秘。其中所含的维生素 K 和钙，可以强化骨骼，补充妈妈孕期特别需要的钙质。

红薯

红薯，又称番薯、白薯、甘薯、地瓜、山芋、红苕等，原产美洲。它不仅是健康食物，还是祛病的良药，就总体营养而言，红薯可谓是粮食和蔬菜中的佼佼者。

宜

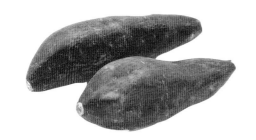

营养分析

红薯营养价值很高，被营养学家们称为营养最均衡的保健食物，含大量黏蛋白，这是一种由胶原和黏多糖类物质所组成的混合物，能预防心血管系统的脂肪沉积，保持动脉血管弹性，阻止动脉粥状硬化过早发生，还能预防肝脏和肾脏中结缔组织的萎缩，保持消化、呼吸道的滑润。

另外，它富含β-胡萝卜素，所含热量也比一般食物低得多，所以吃了之后容易消化。特别是红薯含有丰富的赖氨酸，而白米、面粉恰恰缺乏赖氨酸。

红薯与米面混合食用，可以得到更为完善的蛋白质补充，并促使上皮细胞正常成熟，抑制上皮细胞异常分化，消除有致癌作用的自由基，阻止致癌物与细胞核中的蛋白质结合，使人体免疫力增强。

红薯中维生素A、C含量高于胡萝卜和一些水果，患有皮肤干燥、眼干、头发干裂易落等症状的人，常吃红薯是很有益处的。红薯中含有的钙、磷、铁等元素，可与鱼、肉、蛋、米面、白糖等酸性食物而产生过多的酸中和，能更好地保持人体酸碱度平衡。红薯可以补虚乏、益气力、健脾胃，强肾阴，还能刺激消化液分泌及肠胃蠕动，进而起到通便作用。因此，红薯也适合做孕期的主食。

小心禁忌

❶ 红薯易在胃中产生酸，所以胃溃疡以及胃酸过多的患者不宜食用。

❷ 红薯中淀粉的细胞膜不经高温破坏，难以消化。食用凉的红薯易导致胃不适。

❸ 烂红薯和带有黑斑的红薯会使人中毒，不可食用。

健康小叮咛

红薯能有效预防便秘

欧美人赞红薯是"第二面包"；前苏联科学家说红薯是未来的"宇航食物"；法国人称红薯是当之无愧的"高级保健食物"。红薯补中、润燥、祛病强身，可促进胎儿的生长发育，预防孕妇产生便秘。

食谱推荐 *recipe*

黄金蜜红薯

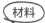
材料

红薯 400 克
白糖 200 克
麦芽糖 200 克
柠檬汁适量

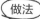
做法

1. 红薯洗净，去皮备用。

2. 将红薯放入内锅中，再将内锅放到电锅中，外锅倒入 200 毫升水，按下开关，蒸至开关跳起。

3. 锅中加适量水，放入白糖，以中火熬煮至糖溶化，再加入柠檬汁、麦芽糖，转小火熬煮至其浓稠有光泽。

4. 将蒸好的红薯放入糖浆中，以小火煮滚后，再续煮 10 分钟，关火后放凉即可享用。

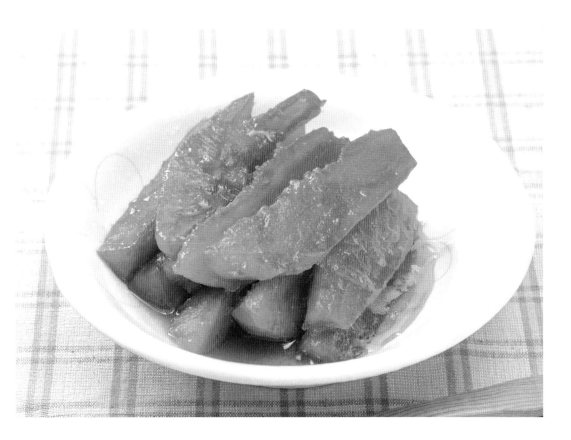

降血压、降血脂

西芹

西芹含有丰富的膳食纤维，能促进胃肠蠕动，预防便秘。西芹中所含的西芹碱和甘露醇等活性成分，有降低血糖作用，对妊娠高血压有良好的食疗作用。

宜

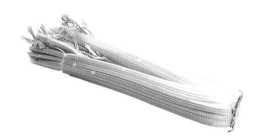

营养分析

西芹含有丰富的膳食纤维，能促进肠胃蠕动，预防便秘。西芹还含有丰富的铁，能补充人体对铁元素的需求，预防缺铁性贫血，有养血安神的作用。

西芹是高纤维食物，常吃西芹，尤其是西芹叶，对预防高血压、头痛、头晕、黄疸、水肿、小便热涩不利等都有益。西芹还含有一种挥发性芳香油，会散发出特殊的香味，可以促进食欲，对食欲不振的婴幼儿有益。

西芹具有清热除烦、平肝、利水消肿、凉血止血作用，对高血压、头痛、头晕、暴热烦渴、黄疸、水肿、小便热涩不利、妇女月经失调、赤白带下、疬腮等病症有食疗作用，适合孕妇、高血压患者、动脉硬化患者及缺铁性贫血者食用。

小心禁忌

❶ 脾胃虚弱、中气寒乏的人要少吃西芹。

❷ 鸡肉与西芹同吃会伤元气。

❸ 兔肉与西芹同吃会使人脱发。

❹ 要选色泽鲜绿、叶柄厚、茎部稍呈圆形、内侧微向内凹的西芹。想延长其保存期限，可挑去菜叶，留下菜梗，用报纸包妥，放进塑胶袋内密封，再放入冰箱冷藏，约可保存1周。或者用保鲜膜将西芹茎叶包紧，根部朝下，竖直放入水中，水盖过西芹根部5厘米，可保持西芹1周内不老不蔫。

❺ 新鲜的西芹叶身平直，存放时间较长的西芹，叶子尖端会翘起，叶子软，甚至发黄起斑。

健康小叮咛

西芹可消水肿

西芹中含有利尿的有效成分，能消除体内水分和钠堆积，利尿消肿，适合怀孕时会水肿的孕妇食用。

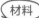

食谱推荐
recipe

香菇炒芹菜

(材料)

鲜香菇 30 克
西芹 100 克
胡萝卜 30 克
蒜末、葱段各适量
盐、芝麻油、米酒、白糖、食用油各少许

(做法)

1. 香菇洗净，切片；西芹洗净，切斜刀片；胡萝卜洗净，去皮后切片。

2. 热油锅，放入蒜末、葱段爆香，接着放入胡萝卜、香菇拌炒均匀，再加米酒、盐、白糖、适量水煨煮至香菇变软，下西芹快速翻炒，起锅前淋上芝麻油即完成。

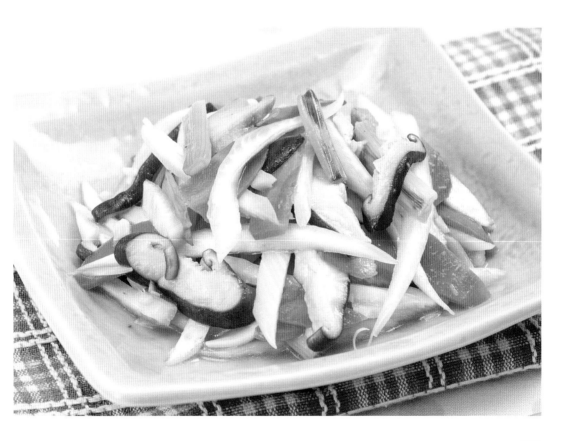

帮助排便、减缓水肿
黄瓜

> 黄瓜含有维生素B1，能改善大脑和神经系统功能，有安神定志作用。黄瓜还含有丰富的纤维质，能加强胃肠蠕动，通畅大便。

宜

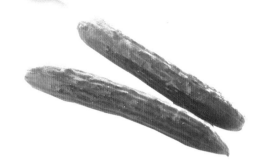

小心禁忌

❶ 黄瓜不宜和维生素 C 含量高的蔬菜、水果同食，因黄瓜含有维生素 C 分解酶，会使其他果菜中的维生素 C 损失殆尽。

❷ 选购黄瓜时，应选色泽亮丽的，若外表有刺状凸起，而且头上顶着新鲜黄花的为最好。保存黄瓜要先将表面的水分擦干，再放入密封保鲜袋中，封好袋口后冷藏即可。

营养分析

黄瓜不但脆嫩清香，味道鲜美，而且营养丰富，含有水分96.2%、蛋白质、糖类、脂肪、铁、钙、磷、细纤维、丙醇二酸以及多种游离氨基酸等成分。其所含之丙醇二酸，可抑制糖类物质转化为脂肪，有减肥和预防冠心病的功能。

人们以前就把黄瓜当做促进食欲、调节消化系统、利尿、利胆和温的泻药使用。黄瓜汁当水饮可以祛暑，对牙齿、指甲和头发都有好处。

黄瓜中含钾，具利水之效。浮肿时，生吃黄瓜可减缓轻微水肿。对于怀孕中期既需要营养又有浮肿症状的女性来说，适量地吃一些黄瓜是再合适不过了。

健康小叮咛

孕妇宜吃熟的黄瓜

除了备孕女性外，孕妇也适合吃黄瓜，不会对胎儿造成不良的影响，但是应注意不宜过量食用，并且最好煮熟了再吃。产妇在坐月子的时候也可以吃黄瓜，只是要注意不要生吃，最好炒熟或者用热水焯烫熟再吃。

食谱推荐 recipe 黄瓜肉片

材料

猪瘦肉 50 克
黄瓜 100 克
豆干 50 克
姜片适量
盐、酱油、食用油各少许

做法

1. 猪瘦肉切成适当的大小，加入少许酱油腌渍约15 分钟。

2. 黄瓜洗净后，滚刀切成细锥状；豆干横剖成两半，再切成细条状备用。

3. 热油锅，先放入姜片炒出香味，再将猪肉与豆干放入拌炒。

4. 约五分熟时，再加入黄瓜，并加入适量盐拌炒至全熟即可。

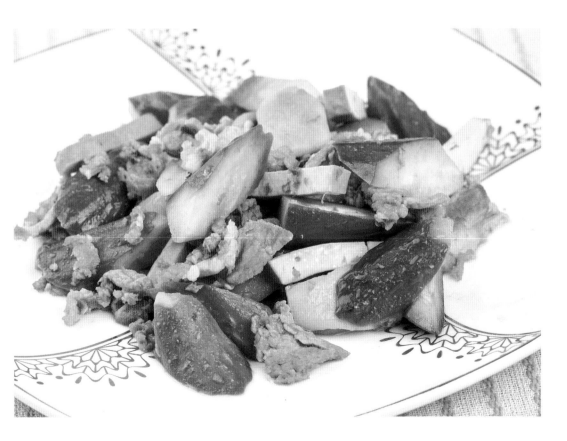

海参

海参是生长在海洋底层岩石上或海藻间的一种棘皮动物，又名海黄瓜、刺参、海鼠，是一种名贵海产动物，因补益作用类似人参而得名。

宜

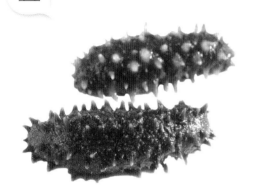

营养分析

海参在各海洋中均有分布，以西太平洋种类最多。海参生活习性很特别，每逢夏季到来，海水温度超过16℃时，海参就会钻入海底沙中进行"夏眠"，待到秋季水温下降后，才会出来活动。

海参之所以被称为"大海之珍"，不但因其稀有价高，还因其为营养滋补上品。海参肉质细嫩、富有弹性、鲜美爽口，是一种高蛋白、低脂肪的食物，每100克海参干品中，蛋白质含量可达70克左右，而脂肪只约1克，对高血压、冠心病、肝炎等病人以及老年人是极好的滋补食物，不失为食疗佳品，常食对治病强身很有益处。失血过多的人，吃海参能补髓生血，很快恢复元气，可以说是帮助术后恢复的好食材之一。

研究证实，海参含有50多种对人体生理活动有益的营养成分，其中蛋白质含量高达55%以上，由于它含有较高的胶原蛋白，所以有很好的美容作用。

海参中所含的18种氨基酸，其中精氨酸最为丰富，精氨酸是构成男性精细胞的主要成分，又是合成人体胶原蛋白的主要材料，可促进身体细胞的再生和身体受损后的修复，还可以提高人体的免疫功能，延年益寿，消除疲劳。海参含有硫酸软骨素，能够增强身体的免疫力；海参中微量元素钒的含量居各种食物之首，它可以参与血液中铁的输送，增强造血功能。

小心禁忌

❶ 海参性滑利，脾胃虚弱、痰多、大便稀薄者不宜食用。

❷ 海参不宜与甘草一同食用。

健康小叮咛

海参有助于养胎

中医认为海参具有补肾益精、除湿壮阳、养血润燥、通便利尿的作用，能养胎、利产。因此孕妇多吃海参，不但可以养颜美容，更能促进胎儿的成长与发育。

海参豆腐煲

材料

海参 2 只
豆腐 150 克
黄瓜片、胡萝卜片、
姜片各适量
米酒、酱油、盐、食用油
各少许

做法

1. 剖开海参，洗净切段；豆腐切块，入油锅炸至金黄，捞出沥干备用。

2. 滚水中加入米酒、盐，放入海参汆烫去腥，捞出沥干备用。

3. 热油锅，爆香姜片，放入胡萝卜片、黄瓜片拌炒均匀，接着放入海参、豆腐、酱油，加适量水煲煮至食材入味即完成。

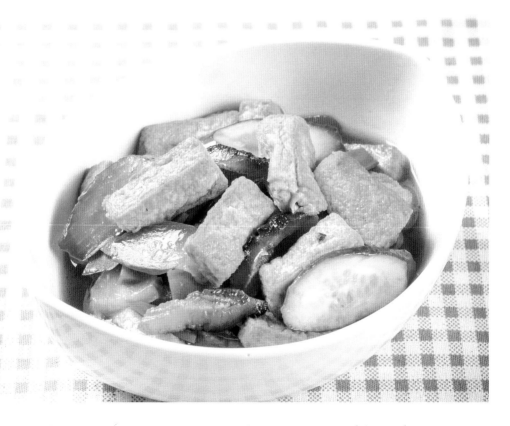

西红柿

西红柿又叫做番茄、洋柿子，为茄科西红柿属，是全世界栽培最为普遍的果菜之一。相传西红柿最早生长在南美洲，因色彩娇艳，人们对它十分警惕，视为"狐狸的果实"，又称狼桃。

宜

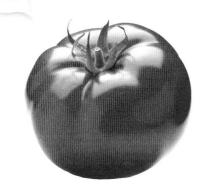

营养分析

西红柿含有丰富的β–胡萝卜素、B族维生素和维生素C，尤其是维生素P的含量居蔬菜之冠。其味甘酸、性微寒，有生津止渴、健胃消食、凉血平肝、清热解毒、降低血压之功效，对高血压、肾脏病人有良好的辅助治疗作用。

多吃西红柿具有抗衰老作用，使皮肤保持白皙。茄红素能清除自由基，保护细胞，含有对心血管具有保护作用的维生素和矿物质元素，能减少心脏病的发作。

西红柿中的烟碱酸能维持胃液的正常分泌，促进红血球的形成，有利于保持血管壁的弹性和保护皮肤。

西红柿中含有一定量的钾离子和镁离子，它们都具有降压的作用，能扩张血管，增加血管舒缓度。

多吃西红柿可以使人精力充沛，降低胆固醇的含量。这是因为西红柿中含有大量的纤维质，它在人体内可以和由胆固醇生成的生物盐相结合，生物盐再和西红柿中的纤维质结合后，可以通过消化系统排出体外，这样人体内存积的一部分胆固醇就会自动转化为生物盐，血液中的胆固醇含量就会减少。此外，西红柿中丰富的维生素还可以辅助治疗贫血，适合怀孕中期的女性食用。

小心禁忌

❶ 西红柿性寒，素有胃寒者忌食生冷西红柿，女子月经期间已有痛经者忌食。

❷ 不宜食用未成熟的西红柿，未熟的青色西红柿使人口腔苦涩、胃腔不适，严重时会导致中毒。因为未成熟的西红柿当中含有龙葵碱，这是一种神经毒素，食用后会出现恶心、呕吐、肚子不舒服等症状，对胎儿成长有害。

健康小叮咛

西红柿不宜空腹食用

西红柿中含有大量的果胶和柿胶酚等可溶性收敛剂，容易和胃酸发生作用而凝结，所以不宜空腹食用。

recipe 食谱推荐

西红柿牛肉汤

材料

西红柿 400 克
牛腱肉 500 克
盐适量

做法

1. 牛腱肉洗净，切块，放入滚水中汆烫去杂质，取出备用。

2. 西红柿洗净，切块。

3. 烧一锅滚水，放入牛肉和西红柿，再次煮滚后，转中小火，盖上锅盖炖煮 1 ~ 2 小时，煮至牛肉熟软。

4. 起锅前加盐调味即可。

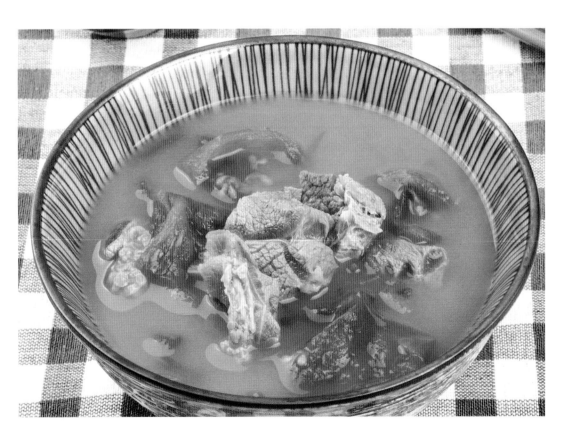

抗衰延年、润肤乌发
黑豆

黑豆又名乌豆、黑大豆、冬豆等，依种子内颜色可分成青仁黑豆与黄仁黑豆两种。青仁黑豆适合浸酒及生吞；黄仁黑豆适合煮食及制造荫油，向来有"豆中之王"的美称。

宜

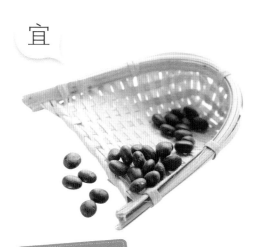

营养分析

黑豆具有高蛋白、低热量的特性，其蛋白质含量高达36%～40%，相当于肉类含量的2倍、鸡蛋的3倍、牛奶的12倍；富含18种氨基酸，特别是人体必需的8种氨基酸的含量，比美国FDA规定的高蛋白质标准还要高许多。

黑豆还含有19种油脂，不饱和酸含量达80%，吸收率高达95%以上，除了能满足人体对脂肪的需求外，还有降低血液中胆固醇的作用。因为黑豆基本不含胆固醇，只含植物固醇，而植物固醇不被人体吸收利用，却有抑制人体吸收胆固醇、降低胆固醇在血液中含量的作用。

常食黑豆，能软化血管、滋润皮肤、延缓衰老，特别是对高血压、心脏病，以及肝脏和动脉等方面的疾病有好处。

小心禁忌

❶ 黑豆有解毒的作用，同时会降低中药功效，因此正在服中药者忌食黑豆。

❷ 黑豆一次不宜吃得过多，否则容易胀气、上火；空腹吃，生硬的黑豆在胃中单独被研磨，胃炎患者可能会产生不适、疼痛的感觉。

❸ 黑豆不可跟小白菜一起吃，否则会影响钙的吸收。

❹ 黑豆不可跟补钾药一起吃，否则会出现胃痉挛、心律失常症状。

❺ 因为黑豆非常营养，所以黑豆吃太多会摄取过多热量，要适量食用。

健康小叮咛

黑豆可缓解孕期不适

黑豆具有补肾益精和润肤乌发的作用，经常食用有利于抗衰延年、解表清热、滋养止汗。

中医学认为，黑豆能利水、驱风、活血化瘀、解毒，可治水肿、脚气、黄疸、浮肿、痢疾、腹痛、产后风痉等症状，适合怀孕期间有各种妊娠症状的女性食用。

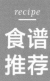

食谱推荐

蜜黑豆

材料

黑豆 70 克
酱油 30 毫升
白糖 30 克

做法

1. 黑豆洗净，备用。

2. 将酱油、白糖、1000 毫升冷开水混合均匀，以中火加热至糖溶化，即为酱汁。

3. 将酱汁放入内锅中，冷却后再放入黑豆；将内锅放到电锅中，外锅倒入 400 毫升水，按下开关，蒸至开关跳起。

4. 待黑豆冷却后，放进冰箱冷藏 2 小时即完成。

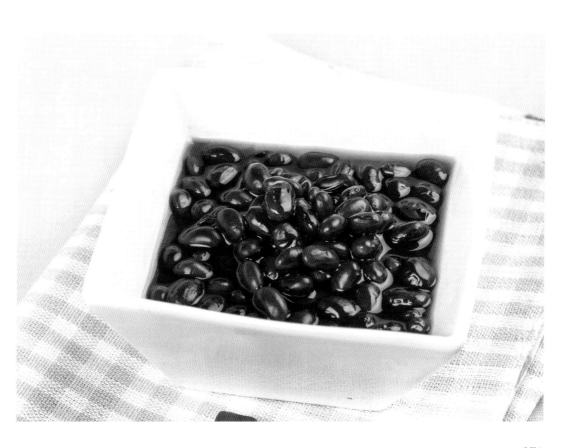

猪肉

猪肉是餐桌上常见且较为重要的动物性食物之一，其经济价值很高，全身是宝，几乎没有不可利用的部分，仅猪肉内脏就可制出几十种药物。猪肉作为食材则可做出几百种不同款式的菜肴。

宜

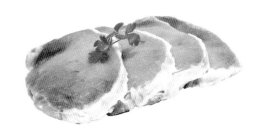

营养分析

猪肉纤维较其他肉类的细软，而肌肉组织中含有较多的肌间脂肪，经烹制后，味道十分鲜美而且含有丰富的营养素。烹调得宜的猪肉不仅脂肪量会大大减少，不饱和脂肪酸会增加，而且胆固醇含量也会明显降低，是许多人喜爱的食材。

猪肉中含有丰富的营养，热量大，蛋白质、脂肪丰富，还含有各种维生素及微量元素，因此具有长肌肉、润皮肤的作用，并能使毛发光泽。

近年来人们研究出，肥肉可使皮肤细润。原来，有的人皮肤细腻是因为其皮中含有多量的"透明质酸酶"，这种酶可保留水分，吸存一些微量元素及各种营养物质，使皮肤细嫩润滑。而肥肉中特有一种胆固醇却是与此种酶的形成有关。

现代营养学家指出，猪肉能为人类提供优质蛋白质和必需的脂肪酸；能提供血红素铁（有机铁）和促进铁吸收的半胱氨酸，改善缺铁性贫血的症状，因此对孕妇有益。猪肉是肉类中含维生素B_1最多的食物，对于患燥咳热病、伤津消渴、羸瘦便秘症状大有裨益。

小心禁忌

❶ 猪肉含脂肪及胆固醇过高，动脉硬化、冠心病、年老体弱者不宜多食。

❷ 猪肉加热炼油时，由于温度较高，有机物质受热分解，形成致癌物质；而油渣中含量更高，所以猪油渣不宜食用，丢掉为佳，不必可惜。

❸ 食用前不宜用热水浸泡。

❹ 在烧煮过程中忌加冷水。

健康小叮咛

小心油脂过多的猪肉

猪肉营养丰富，富含蛋白质、脂肪、铁、锌等营养素，有补虚养血、增强免疫力等作用，不仅备孕女性可以食用，孕妇以及产妇都可以食用。但肥肉由于油脂多，易造成脂肪囤积，影响消化，导致发胖，所以孕妇宜少食或禁食。

猪肉芦笋卷

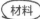

材料

猪五花肉片 270 克
芦笋 20 支
面粉适量
盐少许
黑胡椒粉适量
食用油适量

做法

1. 芦笋洗净，切小段，放入滚水中烫 3 ~ 5 分钟后，捞起放入冷水中，沥干备用。

2. 将五花肉片对半切并铺平，撒上少许盐、黑胡椒粉，接着用五花肉片将芦笋卷起来，再以牙签固定。

3. 取一小盘，放入适量面粉，将猪肉芦笋卷表层均匀沾上面粉。

4. 热油锅，将卷好的猪肉芦笋卷下锅煎熟即可。

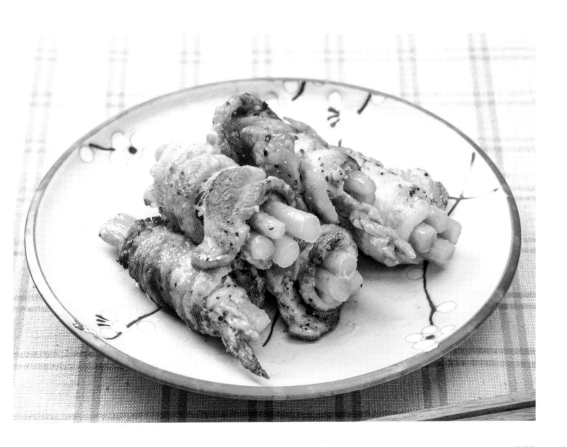

大白菜

大白菜又名结球白菜、包心白菜或山东白菜，属十字花科一年生草本植物。其中结球白菜原属冷季栽培蔬菜，近年来由于品种改良已培育出耐热品种，适合春、夏季栽培。

宜

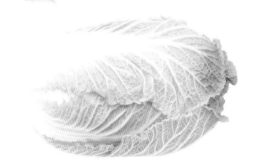

营养分析

大白菜被誉为"百菜之王"，营养丰富而脆美无渣，且具有一定的食疗价值。

大白菜含有丰富的β-胡萝卜素、维生素B1、维生素B2、维生素C、烟碱酸、纤维质、蛋白质、脂肪、糖类、钙、磷、铁等，其中维生素C、核黄素的含量比苹果和梨高出4~5倍，所含微量元素锌高于肉和蛋类，可治感冒、冻疮等症状。对于需要消耗大量营养素的怀孕中期女性来说，要常吃、多吃大白菜。

大白菜具有通利肠胃、清热解毒、止咳化痰、利尿养胃等功效，常食用可以增加人体抵抗力和降低胆固醇，对伤口难愈、牙齿出血有防治作用，还有预防心血管病的作用。大白菜适合脾胃气虚、大小便不利、维生素缺乏者，以及备孕男女食用。

小心禁忌

❶ 不可食用烂白菜，因为白菜腐烂后其中硝酸盐会变成亚硝酸盐，它可使血液中的低铁血红蛋白变成高铁血红蛋白，使血液丧失载氧能力，让人缺氧，而引起中毒。

❷ 隔夜的熟白菜和未腌透的大白菜不宜食用。因二者都会产生亚硝酸盐，有致癌的作用。

❸ 不要吃没洗过的白菜心。许多人都以为，剥去一层又一层后剩下的大白菜心是很干净的，不需要洗。其实，大白菜从生长至包心需要2~3个月的时间，期间需要多次施肥、治虫，加之空气污染，细菌早就存在其中。因此，大白菜心在食用前，必须清洗干净。

健康小叮咛

大白菜可促进新陈代谢

腐烂的大白菜中含有亚硝酸盐等毒素，食用后会使人体严重缺氧，甚至有生命危险。由于多种原因，孕产妇体内的毒素和代谢废物很难排出体外，所以孕产妇也可以吃些大白菜，可以促进人体新陈代谢，对母亲和胎儿都有好处。

白菜排骨汤

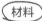

材料

猪排骨 300 克
白菜 100 克
葱段适量
姜片适量
米酒适量
盐适量

做法

1. 白菜洗净,切片;猪排骨洗净,剁成小段。

2. 烧一锅滚水,加少许盐,放入猪排骨汆烫去血水,捞起备用。

3. 砂锅中加适量水煮滚,先放白菜垫底,再放入猪排骨、葱段、姜片、米酒,用大火煮滚后,盖上锅盖,转中火焖煮 20 分钟后,加盐调味即可。

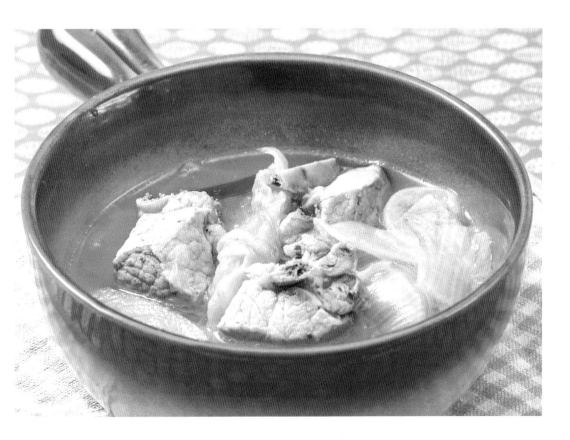

怀孕4～6个月
忌吃的食物

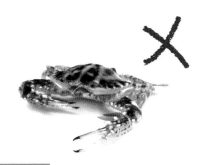

螃蟹

中医认为，螃蟹性质极度寒凉，有活血化瘀的作用，脾胃虚寒的人吃了会导致腹痛、腹泻，而体质虚弱的孕妇食用后，可能导致流产。尤其是蟹爪，有明显的堕胎作用。

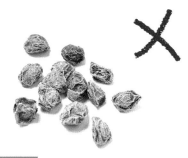

蜜饯

在制作蜜饯的过程中，往往会在里面添加大量的人造色素和防腐剂，而孕妇的新陈代谢一般比常人要慢，不能很快地将这些有害的化学物质排出体外，因而会损害母体及胎儿的健康。

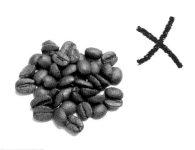

咖啡

如果孕妇每天大量饮用咖啡，那么出生的婴儿会没有正常婴儿活泼。摄取过量咖啡因还会影响胎儿的骨骼发育，导致手指、脚趾畸形，也会增加流产、早产、婴儿体重过轻等症状的可能性。

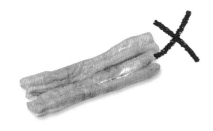

油条

在制作油条的过程中需要加入明矾，明矾是含铝的无机物。如果孕妇每天吃油条，会摄取相当多的铝元素，而这些铝元素会经由胎盘侵入胎儿的大脑，造成胎儿大脑发育障碍。

随着害喜反应的消失，很多孕妇的食量会明显增加，但在增加食量的同时，也要注意摄取均衡的营养。孕妇在怀孕中期容易产生水肿和高血压，这时应该注意，饮食不宜太咸。

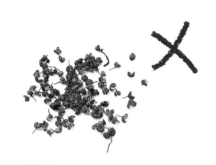

花椒

　　花椒古名椒、椒聊等，属芸香科，以粒状呈现居多，多半是用来做香料。易使孕妇肠道发生秘结，当孕妇用力屏气排便，引起腹压增大，会压迫子宫内的胎儿。

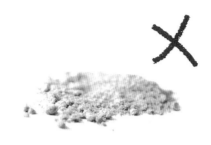

芥末

　　芥末又称芥子末、芥辣粉，是芥菜的成熟种子碾磨成的一种辣味调味料。属于热性食物，具有强刺激性，容易消耗肠道水分，造成肠道干燥、便秘。

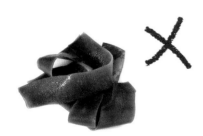

海带

　　海带中富含碘，孕妇如果过量食用海带，摄取碘过量会引起胎儿甲状腺发育障碍，影响胎儿的正常发育，婴儿出生后可能出现甲状腺功能下降的症状。

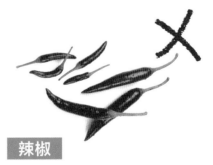

辣椒

　　辣椒具有强刺激性，容易造成肠道干燥、便秘。肠道发生秘结后，孕妇必然用力屏气排便，引起腹压增大，压迫子宫内的胎儿，易造成胎动不安、胎儿发育畸形、羊水早破、自然流产、早产等不良后果。

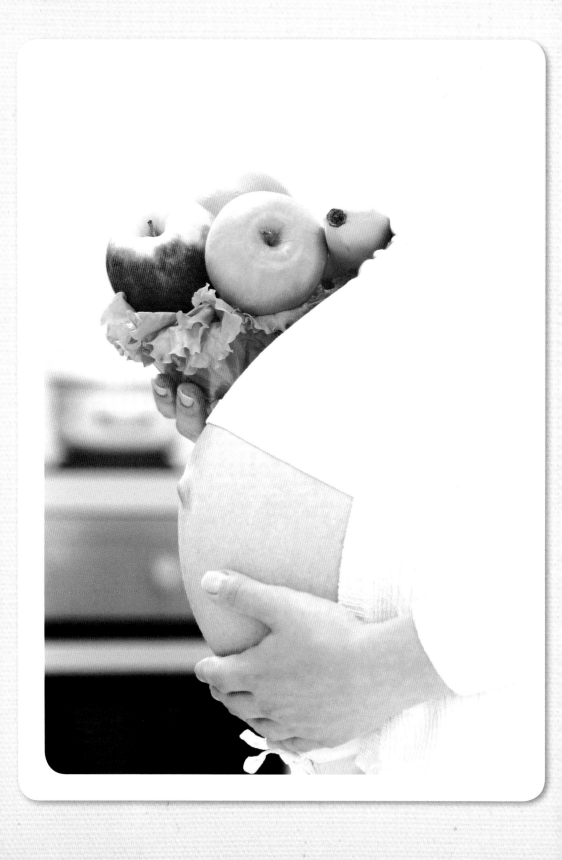

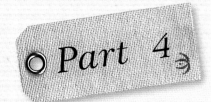

Part 4

摄取铁质好气色！
7 ~ 10 个月
怀孕后期饮食宜忌

怀孕后期，为了安全生下宝宝，
准妈妈一定要有足够的体力与精神，
因此，在生活的调整安排上要特别谨慎，
营养的饮食方法更是显得十分重要。
另外，要细心预防高血压和早产，
并分出足够的时间和精力，
为分娩做好充足的准备。

怀孕 7 ~ 10 个月宜吃的食物

强化视力、改善贫血

胡萝卜

胡萝卜又名红萝卜、金笋、丁香萝卜，有红、紫红、橘黄、姜黄等品种。由于营养成分高，可比人参，加上容易自行栽种食用，因此又称为"平民的人参"。

宜

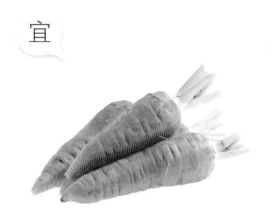

营养分析

胡萝卜的根和叶含丰富的 β - 胡萝卜素，食用后可以转化成人体所需的维生素A；常吃胡萝卜，可以强化视力，改善贫血，保持人体表皮细胞的正常运作；维生素A对黏膜组织的自我修复非常重要，也是骨骼正常生长发育的必需物质，对生长发育具有重要意义。胡萝卜还含有植物纤维，是肠道中的"充盈物质"，可加强肠道蠕动，有利于宽肠通便。

胡萝卜可说是一种难得的果、蔬、药兼用的食材，比拟为人参，真是实至名归。胡萝卜不仅糖类含量高于一般蔬菜，而且含有蛋白质、脂肪、矿物质以及多种维生素等营养成分。因此在怀孕期间食用胡萝卜，可以为母体和婴儿补充许多有益健康的营养素。

小心禁忌

1. 不能过量食用，否则会使皮肤变黄。

2. 胡萝卜与醋同吃会破坏 β - 胡萝卜素，影响对营养的吸收。

3. 胡萝卜与酒同吃会使大量 β - 胡萝卜素与酒精一同进入人体而在肝脏中产生毒素，导致肝病。

4. 若是买到已切除叶子的胡萝卜，需挑选剖面细的内芯，口感较好。胡萝卜呈现橘色是受到 β - 胡萝卜素的影响，越是深橘色，甜度越高。

5. 胡萝卜切开后，切口容易蒸发水分，若是直接放置在冰箱，往往由于缺水而变干、弯曲，因此必须用保鲜膜包好再存放在冰箱冷藏，最多不可超过 3 天。

健康小叮咛

胡萝卜可增强抵抗力

中医学记载，胡萝卜味甘辛，性微温，具有"下气补中、利脾膈、润肠骨、安五脏"的功效，经常吃胡萝卜对增强中老年人体质、防治呼吸道感染，调节新陈代谢，以及增加抵抗力有显著的效果。

recipe 食谱推荐 胡萝卜牛腩饭

材料

白饭 150 克
牛腩 100 克
胡萝卜 20 克
南瓜 50 克
盐、食用油各适量

做法

1. 胡萝卜、南瓜洗净，去皮，切块；牛腩洗净，切块。

2. 热油锅，胡萝卜、南瓜小火微煎，再加入盐、适量的水炖煮，煮沸后放入牛腩，炖煮 45 分钟，直至牛腩、南瓜和胡萝卜软烂，食用前将煮好的食材淋在白饭上即可。

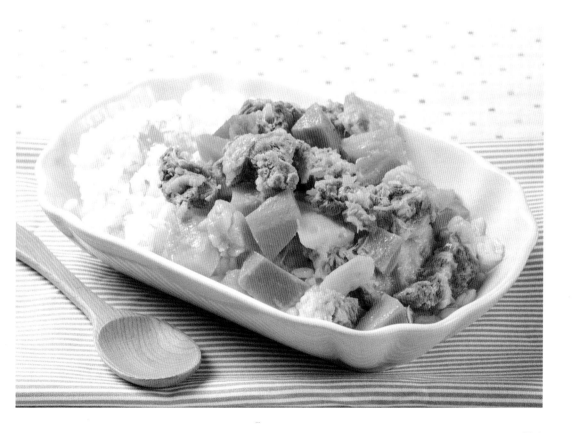

红豆

红豆又名赤豆、朱赤豆，为蝶形花科红豆树的种仁，是秋季成熟的常见小杂粮。它既可做粥、饭，也可炖汤或煮食，做茶饮也很合适，主要用途以甜食为主。

宜

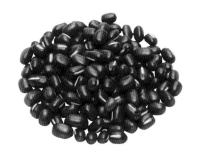

小心禁忌

❶ 红豆久服或过量食用会令人产生燥热，应遵医嘱；另外也有利尿效果，所以尿多的人要避免食用。

❷ 选购红豆时，选择颗粒饱满、大小比例一致、颜色较鲜艳、没有被虫蛀过的红豆，品质才会比较好，也比较新鲜。将拣去杂物的红豆摊开晒干，装入塑胶袋，扎紧袋口，存放于干燥处保存。

营养分析

红豆所含的营养物质超过了许多食物，如小麦、小米、玉米等。红豆的蛋白质含量为17.5%～23.3%、淀粉48.2%～60.1%、食物纤维5.6%～18.6%。除此之外，红豆还含有多种无机盐和微量元素，如钾、钙、镁、铁、铜、锰、锌等。

红豆具有很高的药用和良好的保健作用，中医认为，红豆具有清热解毒、健脾益胃、利尿消肿、通气除烦，可治疗小便不利、健脾止泻、脾虚水肿、改善脚气浮肿等功效。

红豆富含铁质，能使人气色红润，多吃还可补血、促进血液循环、强化体力、增强抵抗力，是女性健康的良好伙伴。

健康小叮咛

红豆滋补又养颜

红豆有止泻、消肿、通乳、健脾养胃、清热利尿、抗菌消炎、解除毒素等功效，还能增进食欲，促进胃肠消化吸收，具有良好的润肠通便、降血压、降血脂、调节血糖、防癌抗癌、预防结石、瘦身健美作用，适合孕妇食用。

红豆是女性怀孕期的滋补佳品，有消胀满、通乳汁功效，对于气血壅滞引起的乳房胀痛、乳汁不下有食疗作用。每天早晚各用红豆120克煮粥，连吃3～5天即可。

recipe
食谱推荐 红豆燕麦粥

材料

红豆 100 克
燕麦 20 克
红糖适量

做法

1. 红豆洗净，加水浸泡 6 ～ 8 小时；燕麦洗净，备用。

2. 烧一锅滚水，放入红豆，盖上锅盖焖煮 30 分钟，煮至红豆熟软。

3. 加入燕麦，续煮 15 分钟，起锅前加红糖调味即可。

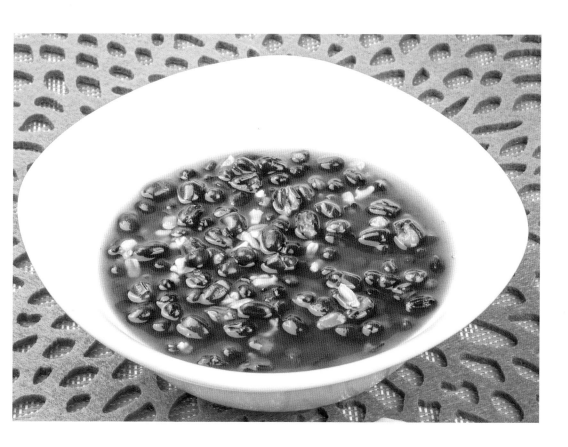

止渴止泻、消食顺气
苹果

苹果，古称柰，又叫频婆，属蔷薇科植物，其果实酸甜可口、营养丰富，是老幼皆宜的水果之一。它有很高的营养和食疗价值，因此被愈来愈多的人称为"大夫第一药"。

宜

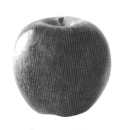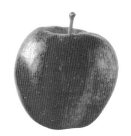

营养分析

苹果含丰富的糖类，主要含蔗糖、还原糖，以及蛋白质、脂肪、多种维生素和钙、磷、铁、钾等矿物质；尚含苹果酸、奎宁酸、柠檬酸、酒石酸、单宁酸、黏液质、果胶、β－胡萝卜素；果皮含三十蜡烷。苹果内含钾盐，可使体内钠盐及过多盐分排出，有助降低血压。

苹果所含的有机酸类成分，能刺激肠蠕动，并和纤维质共同作用可利于排便，保持大小便畅通。苹果中也含果胶物质，可以调整人体生理机能。

苹果具有润肺、健胃、生津、止渴、止泻、消食、顺气、醒酒的功能，而且对于癌症有良好的食疗作用，适合孕妇食用。苹果含有大量的纤维质，常吃可以使肠道内胆固醇减少，减少直肠癌的发生。

小心禁忌

❶ 饭后不宜马上吃苹果。吃苹果的最佳时间是在饭前 1 小时或饭后 2 ~ 3 小时。

❷ 苹果与萝卜同吃容易导致甲状腺肿。

❸ 应挑选大小适中、果皮光洁、颜色艳丽的苹果。另外，不要选香味浓郁的苹果，因为当苹果有清香散发出来时，表示已有九分熟，只适合现吃，不利存放；假如果香味太过浓郁，表示可能过熟，吃起来口感较差。苹果放在阴凉处可以保存 7 ~ 10 天；如果装入塑胶袋后放进冰箱中，则可以保存约 2 周。

健康小叮咛

苹果可缓解妊娠呕吐症状

孕妇多吃苹果可消除妊娠呕吐，并补充维生素 C 等营养素，其中苹果所含的钾还可以调节水、电解质平衡，防止因频繁呕吐而引起的酸中毒。

在中国民间有"孕期吃苹果，将来宝宝皮肤白嫩"的说法，但此说法未经证实。虽说苹果对孕妇来说是不错的水果，但也不宜过量食用。此外，吃苹果要细嚼慢咽，更有利于营养成分被人体吸收。

食谱推荐 *recipe*

蜜香苹果蛋糕

材料

苹果 100 克
低筋面粉 100 克
泡打粉 5 克
鸡蛋 3 个
奶油 30 克
白糖 50 克
蜂蜜水适量

做法

1. 低筋面粉、泡打粉过筛，备用；奶油放在室温下软化，备用；苹果洗净，去皮、切片。

2. 鸡蛋打散，加入白糖拌匀，再加入奶油搅拌均匀，最后放入低筋面粉、泡打粉，拌匀成没有颗粒状的面糊。

3. 将电子锅内锅抹上一层奶油，排入苹果片，倒入混合好的面糊。

4. 将内锅放入电子锅中，按下煮饭开关，蒸至开关跳起，取出后刷上一层蜂蜜水即完成。

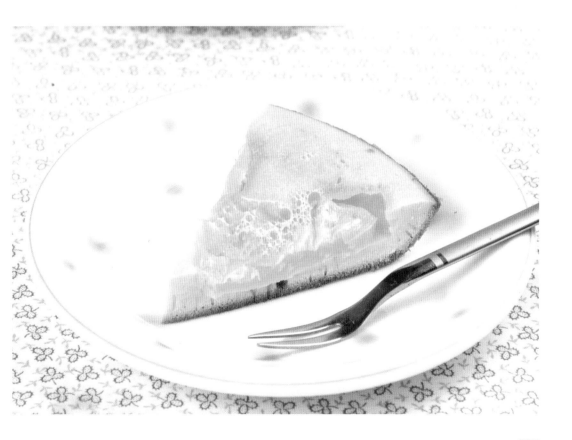

蛤蜊

蛤蜊其贝壳两片坚厚，背缘蛤略呈三角形，腹缘呈圆形。壳面膨胀光滑釉质，花纹丰富美观，蛤肉光白如玉。蛤肉肉质鲜美无比，被称为"天下第一鲜"、"百味之冠"。

宜

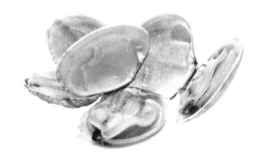

营养分析

蛤蜊一般作汤，浸渍调味料为咸蛤蜊，或炒或烤，为海鲜店不可或缺之材料，价格不贵，家庭主妇亦视之为一般菜肴羹汤材料，为极普遍之海鲜产品。

蛤蜊富含蛋白质、牛磺酸、钙、镁、磷、铁等多种矿物元素及维生素。每100克蛤蜊肉中含牛磺酸达266毫克，牛磺酸除具有降低人体血液中胆固醇、调整血压、增强视力等作用外，还有助于中枢神经、末梢神经，特别是新生儿脑部发育。

蛤肉的营养特点是高蛋白、高微量元素、少脂肪。其丰富的铁质可以预防贫血及改善虚弱体质。另外，蛤蜊富含维生素E，有助于预防老年痴呆以及细胞老化。

小心禁忌

❶ 蛤蜊也是容易助火、生痰的食物，有宿疾者应慎食。

❷ 脾胃虚寒者不宜多吃。

❸ 烹制时千万不要再加味精，也不宜多放盐，以免失去鲜味。

❹ 不要食用未熟透的蛤肉，以免传染上肝炎等疾病。

❺ 蛤蜊的鲜度很重要，小心不要买到死的蛤蜊。蛤蜊买回后，要放入装水的容器中，移入冰箱冷冻，夏天最好买回当天内吃完，冬天存放时间不要超过1周。

健康小叮咛

对糖尿病孕妇有食疗效果

中医认为，蛤肉味咸，性寒，有滋阴明目、软坚、化痰、益精润燥的作用，因此也适合女性怀孕后期食用。

蛤蜊具有滋阴、利水、化痰功效，可以生津，对孕妇水肿、口渴、痔疮有食疗功效，也是患有糖尿病孕妇的辅助治疗食物。由于蛤蜊性寒，孕妇不要过量食用，特别是脾胃虚寒的孕妇，应少食或忌食。

食谱推荐 *recipe*

蒜头蛤蜊鸡汤

材料

鸡腿肉 150 克
蛤蜊 300 克
蒜头 30 瓣
姜 2 片
葱花适量
米酒 15 毫升
盐适量

做法

1. 鸡腿肉洗净切块；蛤蜊洗净，泡盐水吐沙；蒜头去皮。

2. 烧一锅滚水，加少许盐，放入鸡腿肉汆烫去血水，捞起备用。

3. 内锅中依序放入鸡腿肉、蛤蜊、姜片、蒜头、米酒，再加水淹过食材。

4. 将内锅放到电锅中，外锅倒入 200 毫升水，按下开关，蒸至开关跳起，再焖 10 分钟，最后加盐调味，撒上葱花即完成。

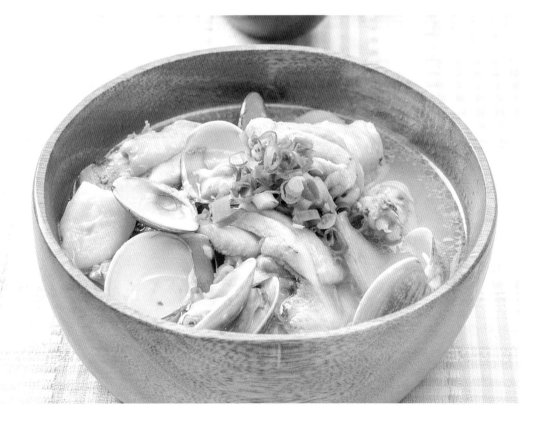

核桃

核桃又名胡桃，在国际市场上它与扁桃、腰果、榛子并列为世界四大干果。在国外人称其"大力士食品"、"营养丰富的坚果"、"益智果"；在台湾则享有"万岁子"、"长寿果"的美称。

宜

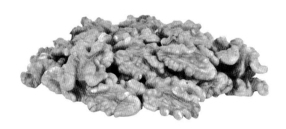

营养分析

核桃仁含有丰富的营养素，每100克含蛋白质15～20克、脂肪60～70克、糖类10克；并含有人体必需的钙、磷、铁等多种微量元素，以及β-胡萝卜素、核黄素等多种维生素。

核桃中所含脂肪的主要成分是亚油酸甘油脂，食后不但不会使胆固醇升高，还能减少肠道对胆固醇的吸收，因此可作为高血压、动脉硬化患者的滋补品。

核桃中所含的微量元素锌和锰是脑垂体的重要成分，常食有健脑益智作用。核桃不仅是最好的健脑食物，又是神经衰弱的治疗剂。患有头晕、失眠、心悸、健忘、食欲不振、腰膝酸软、全身无力等症状的老年人，每天早晚各吃1～2个核桃仁，即可起到滋补治疗作用。

核桃仁还对其他病症具有较高的医疗效果，如具有补气养血、润燥化痰、温肺润肠、散肿消毒等功能。近年来的科学研究还证明，核桃树枝对肿瘤有改善症状的作用，以鲜核桃树枝和鸡蛋加水同煮，然后吃蛋，可预防各种癌症。

小心禁忌

❶ 阴虚内热、腹泻、支气管扩张的人都应忌吃核桃。

❷ 孕妇适当吃一些核桃，有利胎儿脑部发育。但核桃含油脂多，吃多了会令人上火和恶心，正在上火、腹泻的孕妇不宜吃。有的孕妇喜欢将核桃表面的褐色薄皮剥掉，这样会损失一部分营养，所以不要剥掉这层薄皮。

健康小叮咛

核桃可增强脑力

中医学认为核桃性温、味甘、无毒，有健胃、补血、润肺、养神等功效，无论是配药用，还是单独生吃、水煮、烧菜，都有补血养气、补肾填精、止咳平喘、润燥通便等良好功效。常吃核桃能够补脑，改善脑循环，增强脑力。

食谱推荐

核桃时蔬饺

材料

核桃仁 30 克
菠菜 80 克
鲜香菇 50 克
胡萝卜 80 克
姜末 15 克
澄粉 120 克
生粉 30 克
米酒、胡椒粉、盐、
芝麻油各适量

做法

1. 将核桃仁、菠菜、香菇、胡萝卜洗净、切碎末，混合均匀，再加入姜末、米酒、胡椒粉、盐搅拌成馅料，备用。

2. 澄粉加入 170 毫升的冷水并拌匀，以中小火边煮边搅拌至凝固后关火，取出拌入生粉与芝麻油，揉成粉团。

3. 将粉团分切成大小一致的小团，用手压成薄片，包入做好的馅料。

4. 待蒸锅水滚后，放入时蔬饺，以大火蒸 6 分钟，起锅后撒上核桃碎末即完成。

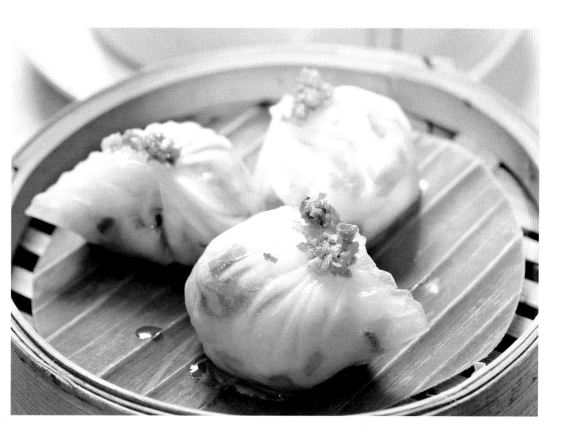

黄豆芽

黄豆生芽过程中，其不能为人体吸收又易使腹部胀气的棉子糖、鼠李糖等消失，可避免直接吃黄豆所引起的胀气现象。因此常食用黄豆芽，能得到黄豆中所含的有益营养，又易于消化吸收。

宜

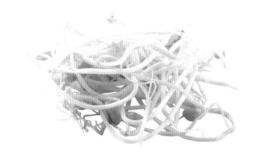

营养分析

黄豆芽含有丰富的维生素C，可促进红血球生成，使贫血容易好转，并增加抵抗力、减少疾病感染的机会；若缺乏维生素C，易发生牙龈出血、黏膜出血等坏血病。黄豆在发芽过程中，由于酶的作用，更多的钙、磷、铁、锌等矿物质元素被释放出来，增加了黄豆中矿物质的人体利用率。

黄豆发芽后，除维生素C外，β－胡萝卜素可增加1～2倍，维生素B₂增加2～4倍，烟碱酸增加2倍多，叶酸倍增，所以吃豆芽能减少体内乳酸堆积，消除疲劳。

所有豆芽中，黄豆芽的营养价值最高。黄豆芽的蛋白质利用率要比黄豆高10%左右，最重要的是黄豆芽中的叶绿素能分解人体内的亚硝酸铵，进而起到预防直肠癌等多种消化道恶性肿瘤的作用。

小心禁忌

❶ 黄豆芽性寒，因此慢性腹泻及脾胃虚寒的人应忌食。

❷ 猪肝中的铜会加速豆芽中的维生素C氧化，两者不宜同吃。

❸ 注意不要让豆芽生得过长，因为豆子发芽后，豆子中的游离氨基酸和还原性维生素C会随着豆芽的成长慢慢增多。但是豆子在成长过程中，会不断地消耗营养，并使自身的植酸酶活性不断升高，不断地水解植酸；除了植酸含量的下降，还有豆子中的蛋白质也转化成维生素等成分供自己生长。因此，豆芽长得越长，营养物质损失就越多。

❹ 加热豆芽时一定要注意掌握好时间，八成熟即可。没熟透的豆芽往往带点涩味，加了醋即能去除涩味。

健康小叮咛

黄豆芽可消除胀气

孕妇食用黄豆芽可以消除胀气，利于其他营养素的吸收，并有助胎儿的发育与生长。豆制品营养丰富，含有铁、钙、磷、镁等人体必需的多种微量元素，有增加营养、帮助消化、增进食欲的功效。

食谱推荐 *recipe*

豆芽菜炖肉

材料

猪五花肉片 200 克
黄豆芽 200 克
洋葱 50 克
葱 10 克
蒜泥、姜泥、白芝麻
各适量
酱油、白糖、米酒、胡椒
粉、芝麻油各少许

做法

1. 黄豆芽洗净，拔去根部；五花肉切成小段；洋葱洗净去皮，切丝；葱洗净，切斜段。

2. 内锅中依序放入洋葱、五花肉、黄豆芽、蒜泥、姜泥和所有调味料，再加 100 毫升的水。

3. 将内锅放到电锅中，外锅倒入 200 毫升水，按下开关，蒸至开关跳起。

4. 打开锅盖，放入葱、白芝麻拌匀，盖上锅盖，再焖 5 分钟即完成。

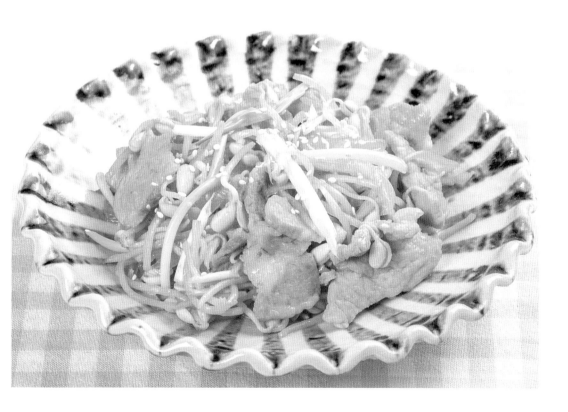

补气养血、强壮筋骨
鳝鱼

鳝鱼也叫黄鳝、长鱼等，身长而细，头粗尾细，背呈黑褐色，肚黄色，眼小无鳞。这种鱼的肉质极其细嫩鲜美，被视为鱼中佳品。

宜

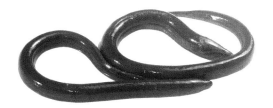

营养分析

鳝鱼性温味甘，主治气血亏虚、倦乏无力、风湿痹痛、筋骨酸软、内痔出血、气虚脱肛、妇女劳伤、子宫脱垂、产后淋沥不止等症状。

现代营养学认为，鳝鱼含有丰富的DHA和卵磷脂，而它们都是构成人体各器官组织细胞膜的主要成分，是脑细胞不可缺少的营养素，经常摄取，可以健脑补身。鳝鱼还含有丰富的维生素A，能增强视力，促进皮膜的新陈代谢。

经常食用鳝鱼还有很好的补益功能，鳝鱼具有补气养血、祛风湿、强筋骨、壮阳等功效，对降低血液中胆固醇的浓度，预防因动脉硬化而引起的心血管疾病有显著的食疗作用，对身体虚弱、病后、孕妇及产妇的补益效果十分显著。

小心禁忌

❶ 吃鳝鱼时最好现杀现煮，死鳝鱼不宜食用；食用鳝鱼，一定要煮熟烧透再吃。

❷ 不可过量食用鳝鱼，否则不仅不易消化，而且有可能引发痼疾。

❸ 鳝鱼含有丰富的蛋白质和钙等营养成分，而柿子中含有较多的鞣酸。蛋白质和鞣酸结合可以生成鞣酸蛋白，使蛋白质失去原有的营养价值。此外，鞣酸还可以与鳝鱼中的钙结合成一种新的不容易消化的物质，使鳝鱼原有的营养价值降低，因此鳝鱼和柿子不宜同食。

❹ 鳝鱼要选在水中游动灵活，身体上无斑点、溃疡，粗细均匀的。鳝鱼宜现杀现烹，因为死后的鳝鱼体内的组氨酸会转变为有毒物质，食后不利健康。

健康小叮咛

鳝鱼要趁新鲜时食用

鳝鱼是不错的滋补佳品，备孕女性及孕产妇都可以食用，尤其适合适合产后体虚的妈妈。但如果孕产妇本身对鳝鱼过敏，最好不要吃。供食用的鳝鱼，最好现杀现煮即食，不宜采用死了好几个小时的鳝鱼，否则食用后会引起头痛、腹痛、腹泻等不良反应。

recipe
食谱推荐

山药鳝鱼汤

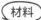

材料

鳝鱼 2 条
山药 25 克
枸杞 5 克
葱段 2 克
姜片 2 克
盐 5 克
食用油适量

做法

1. 鳝鱼洗净，切段，汆烫；山药去皮，洗净，切片；枸杞洗净。

2. 热油锅，爆香葱段、姜片，放入鳝鱼、山药、枸杞同煲至熟，最后加盐调味即可。

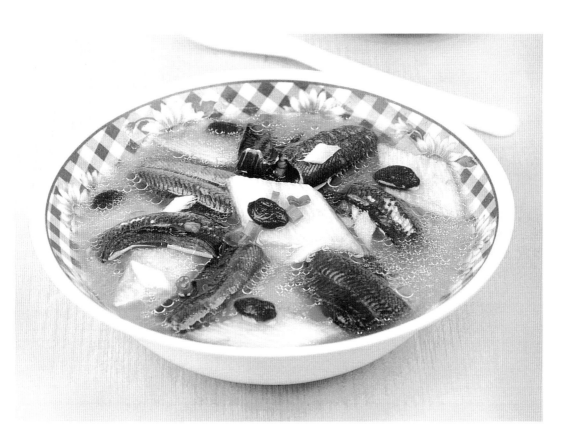

牛肉

牛肉为牛科动物黄牛或水牛的肉，是人类的第二大肉类食物，仅次于猪肉。其富含蛋白质，而含脂肪量较低，味道鲜美，其食用多样化，深受人们喜爱。

宜

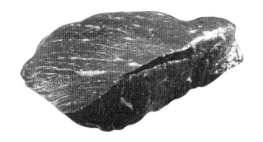

营养分析

牛肉富含蛋白质，能提高人体抗病能力，对生长发育及术后恢复者有补益作用。牛肉还含有丰富的B族维生素和铁元素，可补血补气及促进人体的正常发育，还能为胎儿提供健康的生长环境。

牛肉性温，味甘，入脾、胃、肾经，有补中益气、滋养脾胃、强健筋骨、消肿利水的功效，主治虚损羸瘦、脾虚乏力、水肿、腰膝酸软等。

凡是身体衰弱、营养不良、筋骨酸软、气短、贫血、面色萎黄、头晕目眩的人都适合吃牛肉，因此需要大量营养素的孕妇也适合吃牛肉，尤其是有贫血症状的孕妇，因为牛肉中含有丰富的铁质，有很好的补血功能。

小心禁忌

❶ 火热之症如痰火、湿热等咽痒痰多，有微热者，不宜食用。

❷ 牛肉是一种容易助火、生痰的食物，患有湿疹、疮毒、瘙痒等皮肤病者戒食。

❸ 新鲜牛肉外表有光泽，红色均匀，脂肪洁白或淡黄色；手摸起来微干或有风干膜，不黏手，弹性好。牛肉最好买回当天就吃完，如放冰箱冷藏，需在 2 ~ 3 天内食用完毕。

健康小叮咛

牛肉是调养身体的佳品

牛肉有补中益气、滋养脾胃、强健筋骨、化痰息风、止渴止涎等功效，对虚损羸瘦、消渴、脾弱不运、癖积、水肿、腰膝酸软、久病体虚、面色萎黄、头晕目眩等症有食疗作用。多吃牛肉，对肌肉生长有好处，为备孕女性调养身体的佳品。

牛肉是高蛋白质、高能量的优质肉类食物。所以，除了备孕期的女性可以食用，孕期及产后妈妈都可以食用，但要注意不能食用过量。

食谱推荐 *recipe*

山药牛肉菜饭

材料

白米 100 克

牛肉片 100 克

山药 50 克

甜豆 20 克

姜丝适量

米酒、酱油、盐各少许

做法

1. 白米洗净，沥干备用；牛肉片洗净，加入米酒、酱油腌渍入味；山药洗净去皮，切成薄片；甜豆洗净，撕去粗丝，切小段备用。

2. 内锅中依序放入白米、山药、姜丝、盐和适量水。

3. 将内锅放进电锅中，外锅加 200 毫升水，按下开关，蒸至开关跳起后，放入甜豆、牛肉片，外锅续加 100 毫升水，蒸至开关跳起。

4. 打开锅盖，将牛肉菜饭用饭匙搅拌均匀，盛在碗中即可。

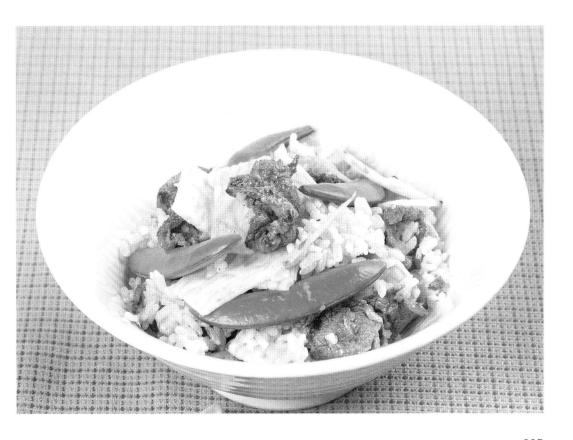

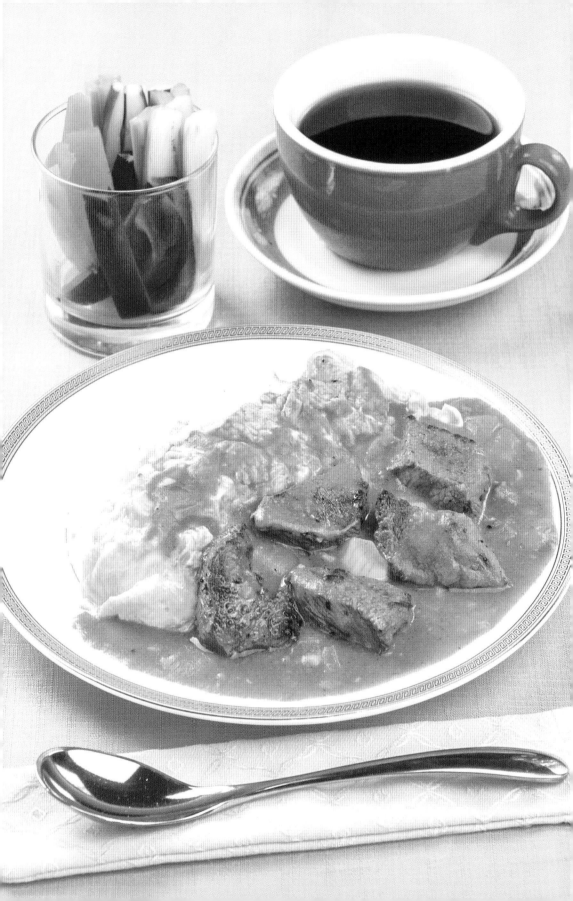

recipe
食谱
推荐

牛肉咖喱饭

鸡蛋 2 个
牛肉 150 克
洋葱 25 克
胡萝卜适量
土豆适量
鲜奶油 20 克
咖喱块适量

1. 洋葱、土豆、胡萝卜和牛肉都切成适口人小。

2. 平底锅中加适量油,放入牛肉煎至五分熟后取出备用;洋葱倒入平底锅中,用煎牛肉的油将其炒软。

3. 把胡萝卜、土豆、咖喱块、牛肉和适量水倒入平底锅内,用中火不断搅拌使咖喱块均匀融化后,转小火煮至食材熟透。

4. 将鸡蛋和鲜奶油打成蛋液,另起油锅,倒入蛋液后转小火,拿筷子不断搅拌,至七八分熟即完成欧姆蛋,将其铺在白饭上,并淋上咖喱即完成。

贴心小提醒

想要煎出滑嫩好吃的欧姆蛋,又不想加太多的油去烹调,建议可使用不粘锅来煎蛋,就能顺利煎出滑嫩又少油的欧姆蛋。

此外,欧姆蛋只要用小火煎至七八分熟,表面看起来软嫩的程度即可,不需要完全熟透,不然就吃不到滑嫩的口感了。

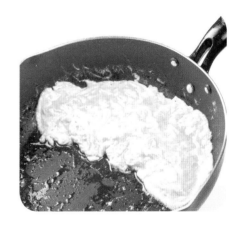

\ 营养功效 /

胡萝卜搭配鸡蛋,可使胡萝卜中的 β-胡萝卜素更容易被人体吸收,也增加了菜肴中优质蛋白、多种脂肪酸、胆固醇的含量,增加了对人体的滋补性,可满足怀孕期女性对蛋白质、脂肪、卵磷脂、胆固醇以及多种维生素的需要。

化痰理气、益胃和中

香菇

香菇又称香蕈、椎耳、香信、冬菇、厚菇、花菇，其滋味鲜嫩、香气浓郁，素有"菇中之王"、"蔬菜之冠"的美誉。

宜

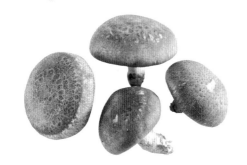

营养分析

　　常进食香菇，可防治营养不良、贫血、佝偻病、慢性消化不良等疾病，令人面色红润、气血充盈、容光焕发。香菇所含的6种多糖类物质中，有2种具有强大的抗癌作用，能增强人体免疫功能，抑制癌细胞生长及转移，对防治胃癌、食道癌和子宫颈癌有一定功效。

　　此外，香菇还含有诱生抗病毒的干扰素成分，常吃可减少罹患感冒、肝炎。香菇中含有嘌呤、胆碱、酪氨酸以及某些核酸物质，能达到降血压、降胆固醇的作用，可以预防妊娠高血压、妊娠水肿等疾病，适合孕妇食用。

　　香菇分为干香菇和新鲜香菇，干香菇的香气要更浓郁一些。其最常见的烹调方式是用来煮汤，美味又健康。

小心禁忌

❶ 香菇是容易助火、生痰的食物，因此患有顽固性皮肤瘙痒的人忌吃。

❷ 香菇忌用冷水泡。

❸ 选购香菇时，以味香浓，菇肉厚实，菇面平滑，大小均匀，色泽黄褐或黑褐，菇面稍带白霜，菇褶紧实细白，菇柄短而粗壮，干燥，不发霉，不碎的为佳。干香菇应放在干燥、低温、避光、密封的环境中储存，新鲜的香菇要放在冰箱里冷藏。

健康小叮咛

香菇有益肠胃

香菇具有化痰理气、益胃和中、透疹解毒功效，对孕妇及食欲不振、身体虚弱、小便失禁、大便秘结、形体肥胖者有食疗功效。此外，香菇中的多糖体是最强的免疫剂和调节剂，具有明显的抗癌活性，可使因患肿瘤而降低的免疫功能得到恢复。

香菇里所含成分基本是糖类和含氮化合物，以及少量的无机盐和维生素等，是有益肠胃的食物之一，所以很适合孕产妇食用。但是，患有顽固性皮肤瘙痒症的孕妇应忌食香菇。

recipe
食谱推荐 # 香菇红枣鸡汤

材料

鸡腿肉 300 克
干香菇 6 朵
红枣 6 颗
姜 3 片
盐 5 克
米酒 15 毫升

做法

1. 鸡腿肉洗净切块，放入加盐的滚水中汆烫去血水；香菇用水泡软；红枣洗净，备用。

2. 大碗中依序放入鸡腿肉、香菇、红枣、姜片、米酒，最后加水淹过所有食材。

3. 将大碗放到电锅中，外锅倒入 200 毫升水，按下开关，蒸至开关跳起，再焖 5 ~ 10 分钟后，加盐调味即完成。

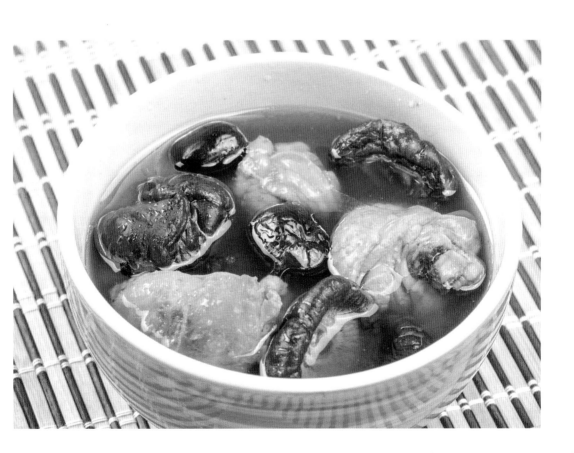

金针菇

有益肠胃、抗癌功效

金针菇学名毛柄金钱菌，俗称构菌、朴菇等，是一种极为普遍的食用蕈类，生产量大，一年四季均有供应，价廉物美。

宜

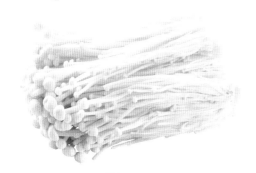

营养分析

金针菇是伞菌目白蘑科食用菌的菌柄，呈簇生状，顶端各有一个圆滑的小菌帽，全株细长滑溜、色泽诱人，且烹煮后口味清香，所以备受民众喜爱。

金针菇富含蛋白质、脂肪、糖类，维生素B_1、B_2、C、E，以及矿物质如硒、锌、钙、磷、铁、钾等营养成分，还含有人体所需的多种氨基酸、β－胡萝卜素、纤维质，适量食用可增强身体的生物活性，促进新陈代谢，有利于其他营养成分的吸收。金针菇对儿童的生长发育及智力发展很有助益，因此又有"增智菇"的誉称。

此外，金针菇是高钾低钠、高营养、低热量的健康蔬菜，有助降低血脂及胆固醇，是预防心血管疾病或肥胖的好食物。

金针菇含有一种特殊的"金针菇素"，可以抑制癌细胞的生长。它还含有多糖体，有助人体增强免疫力、促进抗体产生、刺激干扰素的合成，适量食用可防治肝炎及肠胃道溃疡。

小心禁忌

❶ 金针菇含丰富的钾，所以，肾炎患者或高血钾患者不宜食用。

❷ 金针菇宜熟吃，不宜生吃。

❸ 变质的金针菇不能吃。

❹ 优质的金针菇颜色应该是淡黄至黄褐色，菌盖中央较边缘稍深，菌柄上浅下深。用保鲜膜封好，放置在冰箱中可存放1周。

健康小叮咛

小心别买到漂白过的金针菇

脾胃虚寒的产妇不宜吃太多金针菇。另外，不管是白色还是黄色的金针菇，颜色特别均匀、鲜亮，没有原来的清香而有异味的，可能经过漂白或用添加剂处理过，要留意其药剂会不会影响健康，残留量是否达标。

recipe
食谱推荐

丝瓜金针菇

材料

丝瓜 250 克
金针菇 100 克
丁香鱼 20 克
姜丝适量
水淀粉适量
盐适量
食用油适量

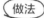
做法

1. 丝瓜洗净，去皮后切长条状；金针菇洗净，切去根部。

2. 热油锅，放入姜丝爆香，再加入丁香鱼、丝瓜、金针菇、盐拌炒均匀，接着加入适量水。

3. 盖上锅盖，以大火焖煮 5 分钟至食材熟透，起锅前用水淀粉勾芡即可。

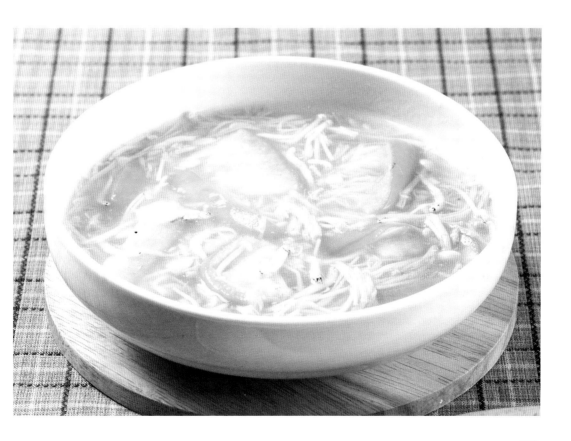

怀孕 7 ~ 10 个月忌吃的食物

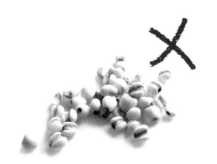

薏仁

　　中医认为薏仁性质滑利，对子宫有兴奋作用，会促使子宫收缩，引发流产。

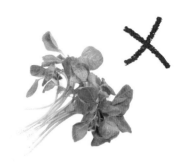

苋菜

　　苋菜也是寒凉、滑利的食物，对子宫有明显的兴奋作用，会增加子宫的收缩次数，并使其收缩强度增大，容易导致流产。

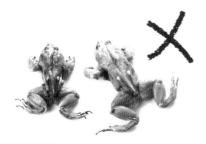

牛蛙

　　孕妇吃牛蛙肉会增加母体和胎儿感染寄生虫的机会。寄生虫的幼虫可以穿过胎盘危害胎儿，在妊娠早期可能会引起死胎、流产；中、晚期会使胎儿发生畸形变化。

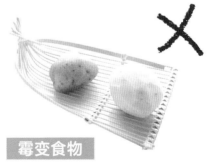

霉变食物

　　孕妇如果不小心吃了被霉菌毒素污染的食物，那么不仅其本身可能罹患急性或慢性食物中毒，还会影响胎儿。霉菌毒素的侵害可能导致胎儿停止发育而发生死胎、流产。

怀孕晚期营养的贮存对孕妇来说显得尤为重要。健康、均衡的饮食，是胎儿健康出生的必要前提。亲友们总是不忘提醒孕妇多进补，不过，孕妇补得过度会造成营养过量，同时因活动较少，反而会使分娩不易。

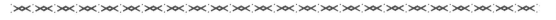

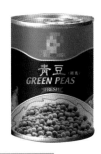

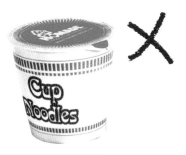

罐头食品

　　罐头食品在制作、运输、储存、出售的过程中、灭菌与密封如果不严格，罐头可能会被致病微生物污染。孕妇食用此种罐头食品，就会发生食物中毒，进而影响到正在发育的胎儿，尤其是怀孕后期。

泡面等速食品

　　孕妇在怀孕期尤其是怀孕后期经常吃泡面等速食品，会出现营养不良的症状，导致胎儿发育所必需的营养元素的缺乏，使胎儿的发育受到极大的影响；胎儿可能成为发育迟缓的瘦弱胎儿。

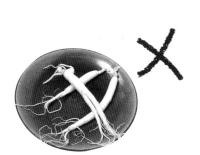

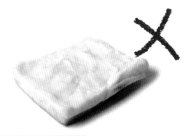

大补食品

　　补品吃得过量，会影响正常饮食营养的摄取和吸收，引起人体整个内分泌系统紊乱与功能失调，甚至引发妊娠高血压和出血症状。

高脂肪食物

　　如果孕妇长期吃高脂肪食物，会使大肠内的胆酸和中性胆固醇浓度增加，这些物质蓄积多了就会诱发结肠癌。同时，高脂肪食物能增加催乳激素的合成，促使孕妇罹患乳腺癌。

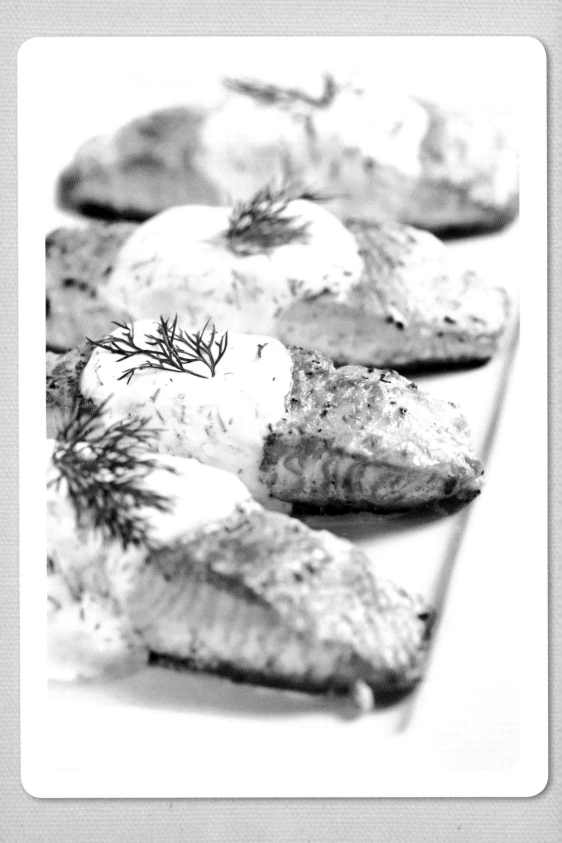

Part 5

细心调养暖体质！
产后妈妈的
饮食宜忌

产后到身体基本恢复的 6 周时间为产褥期。

这个时期是静心休养、照料婴儿的时期，

妈妈不能太过劳累，

生活要尽量有规律、多多休息，

时时刻刻保持身心安定，

并需要特别注意营养的饮食方法，

借由充分的调理与休养，使身体慢慢恢复至最佳状态。

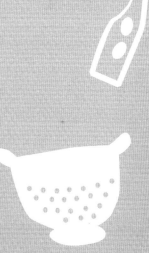

坐月子期间宜吃的食物

小米

小米，亦称粟米，通称谷子。谷子去壳即为小米，是一年生草本植物，属禾本科。它性喜温暖，适应性强。它既耐干旱、贫瘠，又不怕酸、碱。

宜

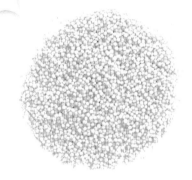

营养分析

小米营养价值高，单位热量、蛋白质以及脂肪含量均高于小麦粉及稻米的，还含钙、铁、磷、β-胡萝卜素；所含纤维质占比为8.6%，仅低于燕麦，接近糙米；其维生素B1的含量位居所有粮食之首。现代医学认为，小米有防治消化不良、反胃、呕吐、滋阴养血的功效，可以使产妇虚寒的体质得到调养，帮助她们恢复体力。中医认为小米味甘、咸，性平，有清热解渴、健胃除湿、和胃安眠的功效。

小米有健脾和胃、清热解渴、安眠等功效，适合脾胃虚弱、反胃呕吐、体虚胃弱、精血受损、食欲缺乏等患者食用，病人、孕妇、失眠者、体虚者、低热者、脾胃虚弱者、食不消化者、反胃呕吐者、泄泻者也可食用。

小心禁忌

❶ 小米营养虽高，但产妇不能完全以小米为主食，应注意搭配，以免缺乏其他营养成分。

❷ 用小米煮粥时不宜太稀薄；胃寒的人不宜多食。

❸ 小米应避免与蛋类一起搭配食用，可能引起呕吐、腹泻等症状。

❹ 小米含类胡萝卜素，醋含醋酸，而醋酸会破坏类胡萝卜素，使营养流失，因此小米不宜与醋一同烹调。

❺ 宜选购米粒大小一致，颜色均匀，呈乳白色、黄色或金黄色，有光泽，无虫，无杂质的小米。贮存于低温干燥避光处即可，并在1个月内吃完。

健康小叮咛

小米适合没胃口的孕妇

用小米熬煮的粥营养价值较高，较适合怀孕后没胃口的孕妇吃。将小米与动物性食物或豆类搭配，可以提供给孕妇更完善的营养。但不能食用变质或劣质的小米，变质的小米用手捏易成粉状，易碎，碎米多，有异味。

食谱推荐 *recipe*

胡萝卜小米粥

材料

胡萝卜 100 克
小米 30 克
盐少许

做法

1. 胡萝卜洗净，切丝备用。

2. 锅中放入适量水烧开，再放入胡萝卜丝和小米，熬煮成粥，起锅前加盐调味即可。

\ **营养功效** /

小米和胡萝卜熬煮的粥品，有着天然好入口的甜味，还有益脾开胃、补虚明目、补充营养、提高睡眠质量等功用，特别适合冬春季时生产的产妇食用。小米好消化，也特别适合脾胃虚弱的人食用。

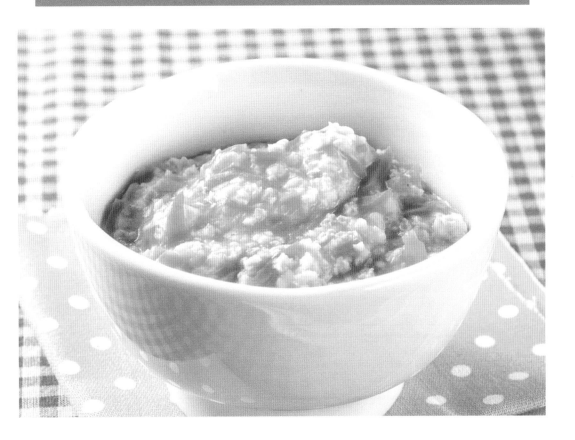

芝麻

通乳、强身、滑肠

芝麻又称胡麻、脂麻、乌麻等，既可食用，又可作为油料。古代养生学家对它的评价是"八谷之中，惟此为良"。在日常生活中，人们吃的多是芝麻制品——芝麻酱和芝麻油。

宜

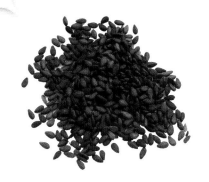

营养分析

中医理论认为，芝麻具有补肝肾、润五脏、益气力、长肌肉、填脑髓的作用，可用于治疗肝肾精血不足所致的眩晕、须发早白、脱发、腰膝酸软、四肢乏力、步履艰难、五脏虚损、皮燥发枯、肠燥便秘等病症，在乌发养颜方面的功效，更是有口皆碑。

现代营养学认为，芝麻含有大量不饱和脂肪酸、维生素E、卵磷脂、叶酸、烟碱酸、蛋白质、钙、铁、磷等。不饱和脂肪酸可降低胆固醇，预防动脉硬化，也因为含有很多脂肪油，具有润燥清热的作用，对于血虚、便秘有很好的效果；维生素E可清除体内自由基，具有抗衰老的作用。芝麻还具有浓郁的香气，可促进食欲，更有利于营养成分的吸收。

小心禁忌

❶ 芝麻润肠通便的效果很好，所以腹泻的患者是不宜食用的，以免加重腹泻的症状。患有慢性肠炎者，在生病期间也最好不要食用芝麻。

❷ 芝麻不能多吃，每天 1 小匙即可。吃过多的芝麻会造成内分泌紊乱，引发头皮油腻，导致毛皮枯萎、脱落。

❸ 芝麻连皮一起吃不容易消化，建议压碎后再食用。压碎后的芝麻不仅有股迷人的香气，更有助于人体吸收。把磨碎的芝麻粉和蜂蜜一起搅拌，涂在面包上或放入沙拉酱里，就能得到芝麻全部的营养。

健康小叮咛

芝麻是天然美容食品

芝麻不仅能开胃健脾，利小便和五脏，帮助消化，消除饱胀感，降低血压，顺气和中，平喘止咳，治神经衰弱，还可以明目乌发，是极佳的天然美容食物。

食谱推荐 *recipe*

芝麻核桃粥

材料

核桃仁 40 克
黑芝麻 10 克
花生 50 克
白米粥 150 克
冰糖适量

做法

1. 煮一锅热水，加入冰糖拌至融化，加入白米粥。

2. 将核桃仁、黑芝麻、花生放入搅拌机中打碎，再放入白米粥中。

3. 等汤汁滚后，盖上锅盖，炖煮约 20 分钟即可。

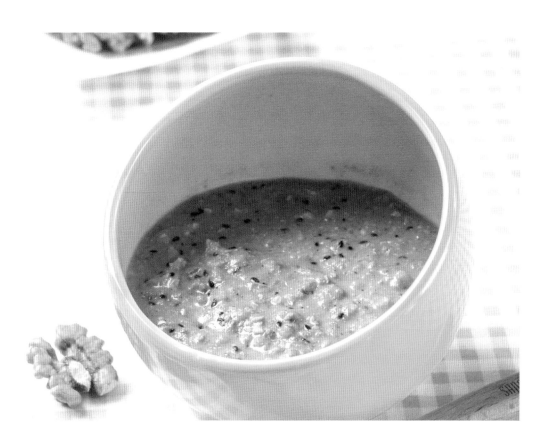

鸡蛋

鸡蛋即母鸡产的卵，是一种全球性普及的食物，用途广泛，含有蛋白质，常被用作度量其他蛋白质的标准。

宜

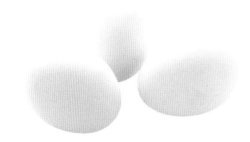

营养分析

除了母乳，几乎没有一种食物可与鸡蛋媲美，能照顾到人体全面的饮食需要。鸡蛋含有人体几乎所有需要的营养物质，故被人们称作"理想的营养库"，营养学家称之为"完全蛋白质模式"，是不少长寿者的延年食物之一。

鸡蛋中含有包括核黄素、叶酸在内的15种不同的维生素，以及12种矿物质和人体所需的各种氨基酸，氨基酸比率与人体的很接近，吸收率达99.6%。鸡蛋中的铁含量尤其丰富，是人体铁的良好来源。

鸡蛋中的蛋白质对肝脏组织损伤有修复作用，可保护肝脏；蛋黄中的卵磷脂可促进肝细胞再生，还可提高人体血浆蛋白量，增强机体的代谢功能和免疫功能。

小心禁忌

❶ 产后每天吃 1 ~ 2 个鸡蛋就足够，食用过量会使蛋白质过剩而增加肾脏负担。

❷ 裂纹蛋、黏壳蛋、臭鸡蛋、散黄蛋、死胎蛋、泻黄蛋、血筋蛋都不宜食用。

❸ 煮熟的鸡蛋隔天吃没有问题，但是半生熟的鸡蛋，隔夜后不能吃。因为没有完全熟透的鸡蛋，在保存不当的情形下容易滋生细菌，会引起肠胃不适。

❹ 鸡蛋不可以煮太久，因为鸡蛋煮的时间过长，蛋黄中的亚铁离子与蛋白中的硫离子会生成硫化亚铁，很难被吸收。

❺ 茶叶蛋应少吃，茶叶中含有鞣酸成分，在烧煮时会渗透到鸡蛋里，与鸡蛋中的铁元素结合而形成沉淀，对胃有很强的刺激性，不利于人体健康。

健康小叮咛

鸡蛋可补充营养

蛋白性微寒而气清，能益精补气、润肺利咽、清热解毒，还具有护肤美白作用，有助延缓衰老；蛋黄性温而气浑，能滋阴润燥、养血息风。体质虚弱、营养不良、贫血、孕妇、产妇、病后等人都可食用鸡蛋。

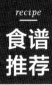

肉末蒸蛋

材料

猪绞肉 50 克
鸡蛋 2 个
葱末适量
酱油适量
盐适量
水淀粉适量
食用油适量

做法

1. 将鸡蛋放入碗中搅拌，加盐及水淀粉拌匀，再用筛网过滤，放入锅中蒸熟。

2. 热油锅，爆香葱末，放入肉末炒香，再加酱油、盐、适量水，并用水淀粉勾芡，最后将其淋在蒸好的蛋上即可。

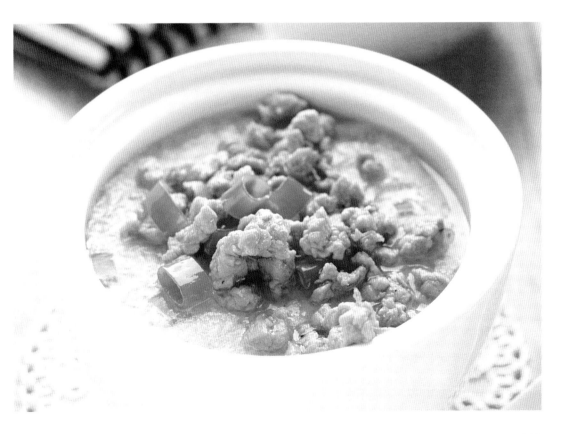

安神补血、充实脑力
桂圆

桂圆又叫龙眼、益智、骊珠等，其产期短，每年产季也只有一次，一成熟就必须马上摘取，否则甜度立即退去。摘下的桂圆又必须在最短期间销售出去，一旦放置一段时间后，口感就不佳了。

宜

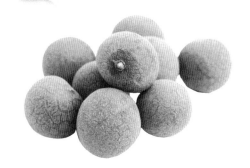

营养分析

桂圆是一种有补血作用的营养品，能改善心血循环，安定精神状况，纾解压力和紧张，消除心慌、惊慌、夜寐不安、健忘、多汗等现象；是支撑人体细胞组织运转各项功能不可或缺的重要营养，大量用手、脑，容易紧张的人都可多喝；有良好的滋养补益作用，其性温味甘、益心脾，有安神补血、充实脑力的功效；能延缓老化、减慢自由基氧化速度，还有防癌、抗癌的作用。桂圆果肉中含糖量达17%，粗蛋白15%，此外，尚含有矿物质和多种维生素，为性质平和的滋补良药，对人体有滋阴补肾、补中益气、润肺、开胃益脾的作用，能治疗病后身体虚弱、贫血萎黄、神经衰弱、产后失血等症。

小心禁忌

❶ 风寒感冒、消化不良、痤疮、阴虚火旺患者不能吃桂圆。

❷ 桂圆虽能增加食欲，但很容易让人上火。因此，食用时量不宜过多。尤其是儿童、老年人及患有慢性扁桃体炎、咽喉炎、虚火旺、便秘、糖尿病等疾病者，应不吃或少吃桂圆等上火类水果。

❸ 桂圆的外壳很硬，也稍脆，很容易有裂口，裂开的地方很容易落灰，所以建议挑选表面平整的。

❹ 很多桂圆的表面会有虫眼，最好挑选表面光滑的，没有破洞的。

健康小叮咛

桂圆干可入药

现代发明了烘焙桂圆的保存方法，将桂圆果粒经过桂圆树枝小火柴烧、如雾般烟熏，再耐心地将其翻焙一遍又一遍，就制成桂圆干或桂圆肉了。桂圆干及桂圆肉较温，使用于食材及中药炖补中。

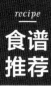

recipe 食谱推荐 小米桂圆粥

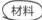 材料

小米 100 克
桂圆肉 40 克
黑糖适量

 做法

1. 将小米洗净，加入 1000 毫升水，熬煮成粥。

2. 粥即将煮成时，把桂圆肉剥散后放入，续煮 10 分钟，最后加入适量黑糖调味即可。

＼ 营养功效 ／

桂圆具有补血安神、健脑益智、补养心脾的功效，可以缓和产后妈妈的抑郁心情。在淘洗小米时忌用热水和手搓，也不宜长时间浸泡，否则小米中所含的营养素很容易因此而流失。

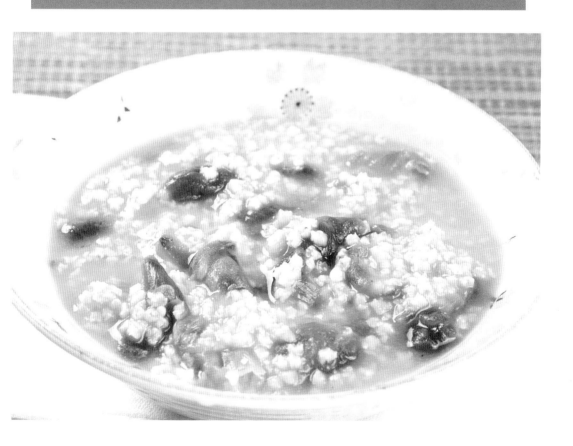

红枣

红枣又名干枣、刺枣，为鼠李科植物枣的成熟果实，以色红、肉厚、核小、味甜者为佳，于秋季成熟时采摘晒干。

宜

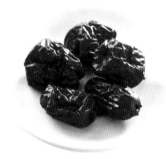

营养分析

红枣味甘性温，归脾、胃经，有补中益气、养血安神以及缓和药性的功能。而现代的营养学则发现，红枣含有脂肪、糖类、有机酸、维生素A、维生素C、微量钙及多种氨基酸等丰富的营养成分。

红枣之所以被称为"五果之王"，是因为它丰富的营养成分，因此有人又称之为"天然维生素丸"。鲜枣的维生素P含量在水果中也不逊色，而维生素P有促进肝脏合成白蛋白功能，可减少其他药物对肝脏的损害，能预防慢性肝炎、肝硬化。红枣对防治心血管疾病也多有裨益。

长期服用红枣对贫血、女性躁郁症、哭泣不安、心神不宁等均有调补作用，因此它是孕妇滋养的圣果。

小心禁忌

❶ 腐烂的红枣不可食用。

❷ 生吃红枣时，枣皮容易滞留在肠道中不易排出，因此吃枣时应吐皮。

❸ 龋齿疼痛、下腹部胀满、大便秘结者不宜食用太多。

❹ 感冒初期，入侵人体的风寒或者风热之邪正盛，若此时食用红枣，其黏腻的性质常常会导致邪气滞留，使得体内的病邪难以驱除，不利于恢复。

❺ 红枣含糖量较多，会使糖尿病患者血糖增高，病情加重。因此，血糖高的人不宜多吃红枣。

健康小叮咛

吃红枣，气色好

红枣亦果亦药，历来深受人们的喜爱，自古以来就被列为"五果（桃、李、梅、杏、枣）之王"。现存最早的医药学专著《神农本草经》将红枣列为上品。

红枣富含维生素A、维生素C、钙、铁等营养素，可补脾活胃、补血益气，对产后脾胃虚弱、气血不足的产妇有补益效果。

黑木耳红枣汤

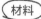

材料

黑木耳 30 克
红枣 10 颗
盐适量

做法

1. 将黑木耳洗净，切成小方块；红枣去核。

2. 将黑木耳、红枣放入锅内，加适量水，炖煮 30 分钟，起锅前加盐调味即可。

＼ 营养功效 ／

黑木耳富含铁，能养血驻颜，红润肌肤，可治缺铁性贫血，很适合产后妈妈食用，可以达到不错的食疗效果。红枣可以补气，其甜味与黑木耳搭配，让这一道汤品喝起来香甜顺口，又滋补身体。

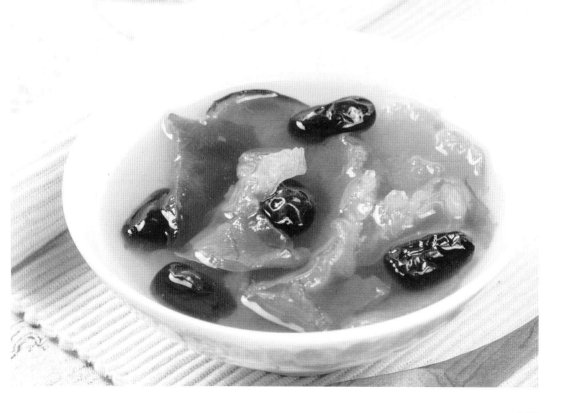

猪肝

猪肝即猪肝脏，而肝脏是动物体内储存养分和解毒的重要器官，含有丰富的营养物质，具有显著的保健功效，也是理想的补血佳品。

宜

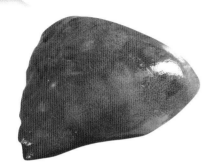

营养分析

猪肝含蛋白质21.3%，脂肪4.5%，铁，维生素B1、B2，烟碱酸，尤其含有大量维生素A，营养价值很高，故有"营养库"之美称。

现代营养学认为，猪肝可以调节和改善贫血患者造血系统的生理功能，适合产后气血虚弱、面色萎黄、贫血及贫血所致的视力减退、夜盲、干眼症的人食用。其维生素A的含量远远超过奶、蛋、肉、鱼等食物，具有维持正常生长和生殖机能的作用，能保护眼睛维持正常视力，预防眼睛酸涩、疲劳；能使肌肤保持健康的颜色。

猪肝能补充维生素B2，这对补充机体重要的辅酶、完成机体对一些有毒成分的去毒有重要作用；其所含的维生素C和微量元素硒能增强人体的免疫力。

小心禁忌

❶ 由于猪肝含有大量的胆固醇，因此不宜多吃。

❷ 猪肝不可与桃子、苋菜、白芥子、兔肉、鸭肉、薄荷一起食用。

❸ 买猪肝要讲究技巧，猪肝易腐，要挑新鲜的购买，首先，颜色要淡，而且要均匀；如果泛白，则是浸过水的；如果表面有层暗红的皮，则是时间久长，受风硬化，不可食用。另外，买猪肝还要仔细地闻一闻，如果有异味，也千万不能吃，轻则腹泻，重则中毒。

健康小叮咛

猪肝是滋补气血的佳品

中医认为，猪肝性温、味甘苦，功效有补肝明目、补益血气，主治夜盲、目花、视力减退、面黄、贫血等症。

猪肝营养丰富，其中铁的含量为猪肉的18倍多，蛋白质含量也远高于瘦肉，因此是滋补气血的佳品，可防治视力模糊、两目干涩、夜盲及目赤等眼疾。幼儿常吃猪肝，可使眼睛明亮、精神充沛。

黄芪猪肝汤

材料

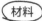

猪肝 60 克
菠菜 50 克
当归 4 克
黄芪 5 克
生地黄 5 克
葱白段、姜片各适量
米酒、芝麻油、盐各少许

做法

1. 当归、黄芪、生地黄洗净后放入纱布袋中，加 500 毫升水、葱白段和姜片，转大火熬煮 30 分钟，药汁备用。

2. 菠菜洗净，切段备用。

3. 将纱布袋取出，放入盐和菠菜煮滚，再放入猪肝，加入米酒和芝麻油即可。

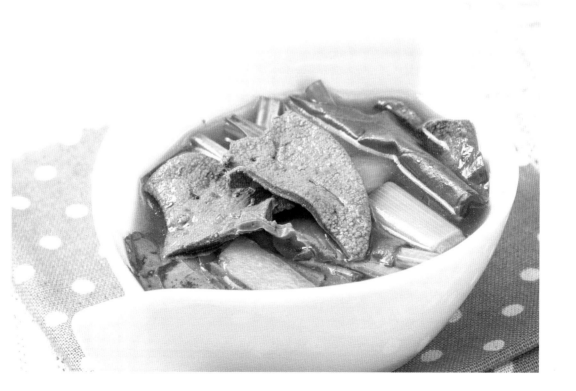

海带

海带，又名昆布，营养价值高，近年来被人们称为"健康食物"和"长寿菜"，常吃能祛病强身。它既是一种食用藻类，也是经济价值高的产品。

宜

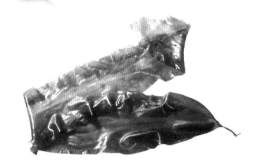

营养分析

海带含有多种有机物和碘、钙、铁等矿物质元素；还含有维生素A、C、D和烟碱酸等；所含的蛋白质中，包括18种氨基酸；含糖类约6％。

海带中的叶绿素和微量的铁、钴、砷等有补血的功能。由于海带中所含的多种矿物质和微量元素以及维生素C的综合作用，在含动物脂肪的膳食中掺点海带，会使脂肪在人体内的蓄积趋于皮下肌肉组织，在心脏、血管、肠膜上很少积存；同时，血液中的胆固醇含量也会显著降低，因而对高血压、血管硬化、脂肪过多有一定的预防和辅助治疗作用。

由于海带生长在水中，食性清凉，人们常以海带用小火慢慢烧煮，作为清凉滋润的补品。

海带中的丰富碘质，是甲状腺素的主要成分，所以可治疗甲状腺肿大，同时亦可暂时抑制甲状腺机能亢进之新陈代谢率，这样可以缓解症状。

小心禁忌

❶ 哺乳期不能过量食用，否则会使婴儿出现甲状腺发育障碍。

❷ 海带性寒，有胃寒症状的人忌吃。

❸ 海带可能会经污染而使砷含量较高，因为砷可溶于水，所以食用海带前要经水浸泡过再食用。

❹ 母体缺乏碘，会增加新生儿将来发生先天性碘缺乏综合征的危险性，所以女性在备孕时可食用海带。不过海带本身偏寒，脾胃虚寒的备孕女性，不要一次吃太多，或者食用时不要跟寒性的食物搭配。

健康小叮咛

碘的重要性

海带中富含碘，而碘是人体合成甲状腺素的主要材料，头发的光泽就是由于体内甲状腺素发挥作用而形成的；碘还可以刺激垂体，使女性体内雌激素降低，消除乳腺增生的隐患。

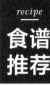

食谱推荐 *recipe*

凉拌海带

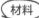

材料

海带根 150 克
姜丝 10 克
白醋 5 毫升
白糖 5 克
芝麻油 2 毫升
酱油适量
盐少许

做法

1. 将适量水煮滚，加入少许白醋和盐，放入洗净的海带根，焯烫后捞出，沥干并放入碗中。

2. 加入盐、酱油、白醋、白糖、姜丝拌匀，腌 20 ～ 30 分钟，淋上芝麻油，盛盘即可。

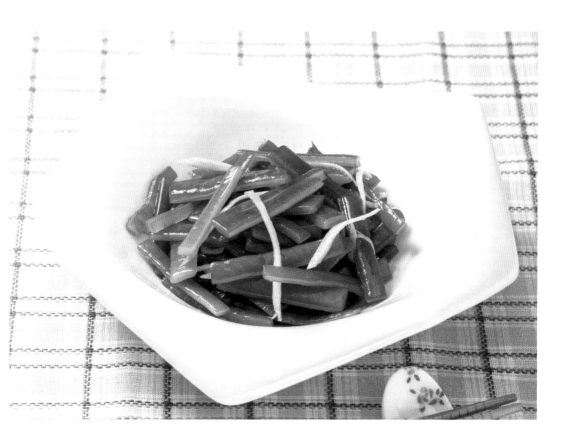

花生

因为花生的花茎须钻入泥土，才育成果实（即花生），所以叫做"落花生"。因其善于滋养补益，有助于延年益寿，所以一般又称其为"长生果"、"地豆"，是广大民众喜爱食用的干果。

宜

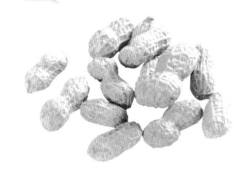

营养分析

花生含有丰富的蛋白质，容易被人体吸收，是理想的高蛋白食物。其中所含脂肪大部分为不饱和脂肪酸，和花生油脂中的甾醇，均具有降低胆固醇和使肌肤细腻之功用。它还含有卵磷脂、包括烟碱酸和核黄素在内的多种维生素以及钙、磷、铁等微量元素。花生所含维生素K是一种凝血素；脂溶性维生素E与生育和长寿关系密切；卵磷脂和脑磷脂是神经系统所需的重要物质。

另外，花生皮中还有较多的维生素B1、B2等物质，对眼病、口唇炎等症均有疗效。花生中含有丰富的不饱和脂肪酸，能促进体内胆固醇的代谢和转化，增强其排泄功能，所以它具有降低血胆固醇的作用，可预防动脉粥状硬化和冠心病。

花生皮能抑制纤维蛋白溶解，促进血小板新生，加强毛细血管的收缩功能，因此可以防治出血性疾病。花生仁和花生壳还有降血压、降血脂的作用，可用于防治高血压。

小心禁忌

❶ 花生含蛋白质和脂肪较多，一次不能吃得过多，特别是发热、胃肠虚弱及大便稀的人更不宜多吃。体寒湿滞及肠滑便泻者不宜食用太多。

❷ 花生容易感染黄曲霉菌，贮存时要干燥、低温，且带壳的花生较好保存。发现霉变的花生，须及时清除。为防生虫，可在花生袋内和容器内放一小包花椒。

健康小叮咛

花生对通乳有不错的效用

花生富含卵磷脂和脑磷脂，能促进细胞发育和增强大脑的记忆力。花生中含丰富的脂肪油和蛋白质，对产后乳汁不足者，有滋补气血、养血通乳的作用。

花生猪蹄汤

扫扫二维码
视频轻松学

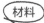 材料

猪蹄 500 克
生花生 50 克
葱段适量
姜片适量
芝麻油适量
米酒适量
盐适量

做法

1. 猪蹄洗净，切块；生花生洗净，沥干。

2. 烧一锅滚水，加少许盐，放入猪蹄汆烫去血水，捞起备用。

3. 再烧一锅滚水，将猪蹄、花生葱段、姜片放入锅中熬煮，汤汁快滚时，加入米酒，盖上锅盖，转小火焖煮约 1.5 小时。

4. 待猪蹄炖煮至软烂后，起锅前加入盐、芝麻油调味即完成。

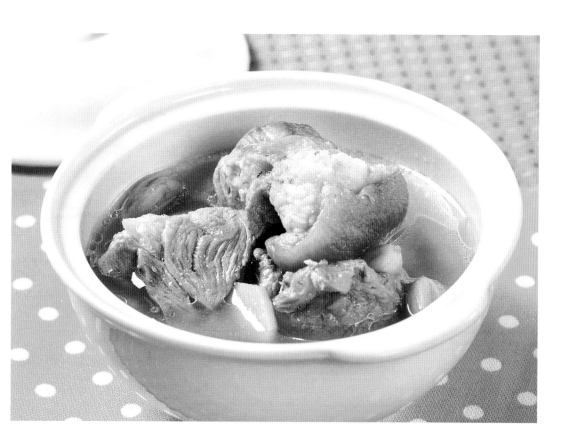

补中止痛、滋补肝肾

乌骨鸡

乌骨鸡又名乌鸡、药鸡，被视为珍贵的食疗药用补品；真正的乌骨鸡，从鸡皮、鸡肉到鸡骨头都是黑的，这是因为乌骨鸡的细胞中含有一种叫做麦拉宁的黑色色素。

宜

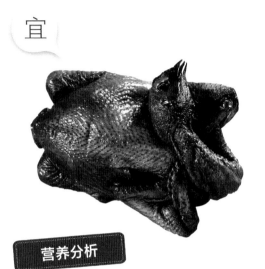

营养分析

乌骨鸡鸡肉含蛋白质达47%～57%，比普通鸡肉高1倍以上，并富含人体必需的8种氨基酸，具有很高的营养价值。乌骨鸡含丰富的矿物质和微量元素，尤其是铜、锌、锰三种含量丰富，可以充分满足人体需求。乌骨鸡还含有丰富的β-胡萝卜素，经常食用对防治心血管疾病和癌症有重要作用。实验证明，乌骨鸡还具有增强体力、延缓衰老等作用。

乌骨鸡味甘，性平，入肝、肾经，具有补肝肾、益气血、退虚热的功效；主治虚劳羸瘦、骨蒸潮热、盗汗、消渴、久泻、久痢、崩中、带下等，还具有补血益阴、退热除烦的功效，对女性孕期身倦食少、消渴咽干、五心烦热及肌肉消瘦等阴亏血少、内热郁生之症也有良效。

乌骨鸡含丰富的优质蛋白质，可治贫血；其DHA、维生素A和B2、铁质含量高，具有保护肾脏的优点。适用于一切虚损之症、月经不顺、白带过多、不孕症、腰酸腿疼、贫血萎黄、结核盗汗、头晕耳鸣等。乌骨鸡含17种氨基酸，含量明显高于一般白鸡。

小心禁忌

❶ 感冒发热、咳嗽痰多及急性菌痢肠炎初期的病人忌吃。

❷ 新鲜的乌骨鸡鸡嘴干燥、富有光泽，口腔黏液呈灰白色，洁净没有异味；乌骨鸡眼充满整个眼窝，角膜有光泽；皮肤毛孔隆起，表面干燥而紧缩；肌肉结实，富有弹性。可将乌骨鸡洗净，放入保鲜袋内，再放入冰箱冷冻室内冷冻保存。

健康小叮咛

乌骨鸡滋补效用佳

乌骨鸡是滋补佳品，孕妇和产妇喝乌骨鸡汤可以补肝益肾、预防贫血。另外，体虚血亏、肝肾不足、脾胃不健的人也可以食用。但是，过量食用乌骨鸡会生痰助火，生热动风，所以感冒发热或湿热内蕴者不宜过多食用乌骨鸡。

recipe
食谱
推荐

何首乌骨鸡汤

扫扫二维码
视频轻松学

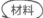

材料

乌骨鸡 500 克
何首乌 6 克
姜片适量
米酒适量
盐适量

做法

1. 何首乌放入塑胶袋中，敲成小块备用；乌骨鸡洗净，切块。

2. 烧一锅滚水，加少许盐，放入乌骨鸡鸡块汆烫去血水，捞起备用。

3. 将乌骨鸡鸡块放入砂锅中，加入姜片、何首乌与米酒，煮滚后，盖上锅盖，以小火炖煮 45 分钟，再加盐调味即可。

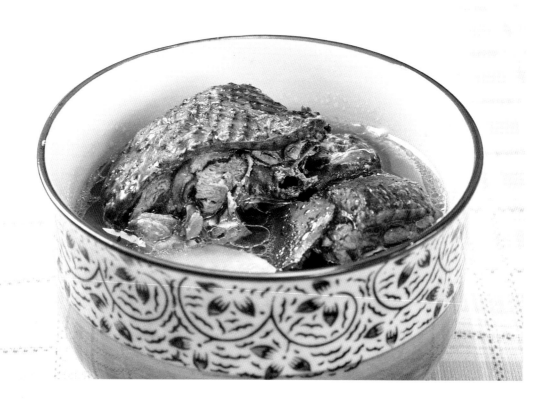

治疗产后恶露

油菜

油菜又名芸苔，属叶菜类。油菜叶似菠菜，色深绿。油菜耐寒性强，对土质要求不严，成熟期短。其质地鲜嫩、色美，适于拌、炒、泡、腌，也可切丝过油成菜松，在拼接冷盘时作配料用。

宜

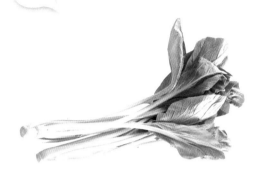

油菜花朵和籽对治疗妇女难产有帮助，并对治疗产后恶露、瘀血行滞有良好的效果，堪称为"妇科良药"。

小心禁忌

吃剩的熟油菜过夜后不宜再食，以免造成亚硝酸盐沉积，引发癌症。

营养分析

油菜的种籽及菜油均可供药用。油菜是人类栽培最古老的农作物之一，因其籽实可以榨油，故有油菜之名。它和大豆、向日葵、花生一起，并列为世界四大油料作物。台湾中南部在冬季休耕期，常大量栽种于田地供食用与绿肥用，其花海盛况每每吸引游客观赏。

油菜的营养成分含量及其食疗价值可称得上是多种蔬菜中的佼佼者。油菜中含钙、磷、铁、β-胡萝卜素，所含维生素C比大白菜高。常吃油菜有清血降压、强健视力、清热解毒的作用。李时珍在考察油菜的生长特点和形态特征后，最早把它作为药物录入《本草纲目》，认为油菜有"行血、破气、消肿、散结"的功能，对医治吐血、血痢、痔疮等症疗效显著。

健康小叮咛

产后小心肥胖症

通常食欲会告诉我们所需的营养素，因此不需要借助饮食疗法或总是计算食物的热量，但是最好还是每周量一次体重，并根据体重的增减情况适当地调节饮食。

喂母乳时，如果为婴儿和母体吸收两倍的营养，就容易导致肥胖症。每个人都有适合自己的体重。一般来说，会由身高、年龄和体型决定这些标准体重。分娩几周或几个月后，所有女性都应该努力维持自己的标准体重。新鲜的蔬菜和水果，以及富含维生素的果汁都是非常好的减肥食物。

124

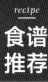

食谱推荐

油菜猪心汤

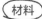

材料

猪心 1 个
金针菇 20 克
油菜 50 克
酱油适量
胡椒粉适量
盐适量

做法

1. 油菜挑拣后洗净，切小段；猪心洗净，对半切。

2. 烧一锅滚水，加少许盐，放入猪心汆烫 20 分钟，捞起放凉，并切成薄片，加酱油、胡椒粉腌渍。

3. 另烧一锅滚水，放入猪心片、金针菇、油菜，煮滚后加盐调味即可。

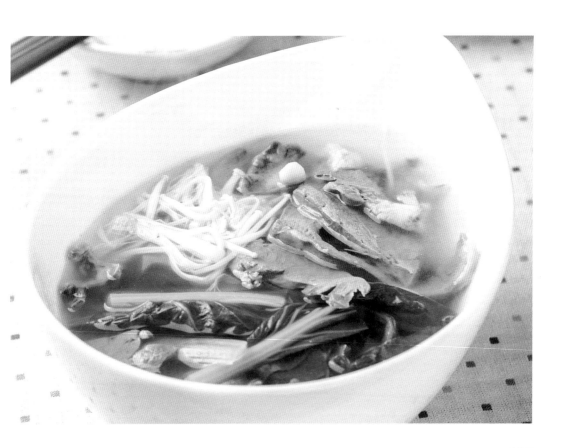

羊肉

在现今人类的生活中，羊是一种很珍贵的家畜。羊肉可以吃；羊奶可以喝；羊毛可以制衣、织毯。可以说，羊对人的吃、穿、铺、盖诸方面都提供了丰富的物品。

宜

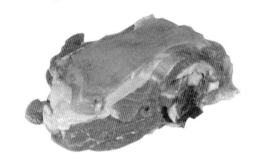

营养分析

羊肉的肉质细嫩，脂肪及胆固醇的含量都比猪肉和牛肉低，因此历来被人们当做冬季进补的佳品。冬天吃羊肉是非常合适的，因为羊肉性温，能为人体带来热量。

中医说它是助元阳、补精血、疗肺虚、益劳损之妙品，是一种良好的滋补强壮药。羊肉热量高于牛肉，铁的含量是猪肉的6倍，对造血有显著功效，能促进血液循环。由于羊肉含的钙质、铁质高于猪、牛肉，所以吃羊肉对肺病、气管炎、哮喘和贫血、产后气血两虚及一切虚寒症最为有益。

冬季常吃羊肉，可增加消化酶、保护胃壁、帮助消化、修补胃壁黏膜，并有抗衰老和预防早衰的效果。

小心禁忌

❶ 羊肉属于大热食物，有发热、牙痛、咳吐黄痰等上火症状者都不宜食用。

❷ 羊肉性温，助元阳、补精血，是冬季温补佳品；夏、秋季时人体火盛阳亢，羊肉不宜多食。

❸ 烤羊肉串中含有致癌物质，经常吃这种熏烤食物对身体有害，最好少吃。

❹ 由于羊肉中往往夹杂着病菌和寄生虫，因此最好要烹煮至熟透再食用。特别是吃涮羊肉时，千万不可贪图肉嫩，而将未熟的羊肉吃进肚。

健康小叮咛

羊肉温补好滋养

中医认为，羊肉性味甘温，入脾、肾二经，功效有补气养血、温中散寒、暖肾助阳、开胃健力、利肺助气、豁痰止喘；主治虚劳羸瘦、腰膝酸软、久病体虚、气血不足、产后虚冷、畏寒怕冷、阳痿、频尿、沛气、血虚头晕、腹冷痛等症。也适合女性产后身体虚弱、乳汁不通者食用。

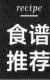

生姜羊肉粥

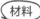 **材料**

羊肉 100 克
姜 30 克
白米粥适量
胡椒粉适量
盐适量

做法

1. 羊肉切成小片；姜洗净去皮，切成细末。

2. 锅中放入适量水加热，再加入白米粥、姜末、羊肉片，小火慢煮至沸腾，起锅前加入盐与胡椒粉调味即可。

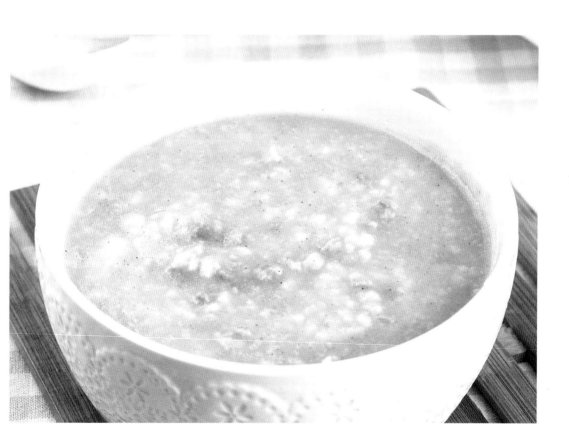

坐月子期间
忌吃的食物

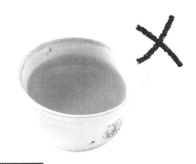

浓茶

　　茶叶中含有大量鞣酸，具有提神醒脑、振奋精神、消除疲劳的作用。刚分娩后的女性十分需要休息及恢复，喝茶会影响睡眠及肠胃功能，要特别小心。

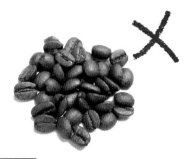

咖啡

　　咖啡中含有咖啡因，常会造成人体失眠、兴奋、感觉迟钝、颤抖、呼吸急促等副作用。因此，对产褥期需要大量休息的产妇来说，是不能常饮咖啡的，会影响睡眠及肠胃消化功能，不利于身体复原。

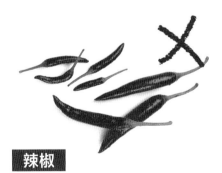

辣椒

　　产后常吃辣椒不仅会导致便秘，对子宫复原也有不利影响。产妇忌食辛辣燥热及油炸之物，这些食品如辣椒、韭菜、酒类以及煎炸、烧烤之食物，可助内热，使产妇上火，加重口干、便秘或痔疮发作。

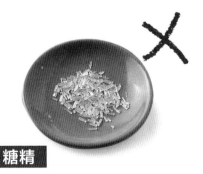

糖精

　　产妇如果大量食用糖精或含糖精的食物，会导致消化功能减退，容易消化不良，造成营养吸收功能障碍；而且糖精钠是经由肾脏从小便中排出的，会加重肾脏的负担，因此应忌吃。

产妇分娩过后，体力消耗很大，身体变得十分虚弱，需要加强营养摄取。新生儿也会继续生长发育，其营养主要来源于产妇的乳汁。所以，这段时期产妇一定要注意饮食，避免吃到一些对自身健康及对婴儿生长都不利的食物。

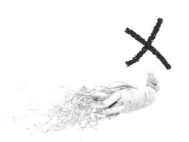

人参

刚生完孩子的产妇，精力和体力消耗很大，十分需要卧床休息，如果此时服用人参，反而会因兴奋难以安睡，影响精力的恢复。

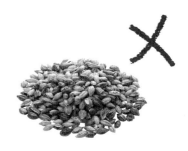

麦芽

哺乳女性食用麦芽会导致回乳和乳汁分泌减少，因而也会对婴儿的生长发育产生严重影响，因此不宜食用。

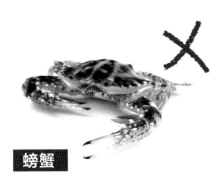

螃蟹

螃蟹属于寒性食物，产妇如果大量食用蟹肉会导致腹痛、胃肠虚弱，影响消化吸收功能，阻碍血液循环，不利于产妇的身体复原。

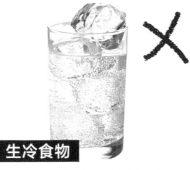

生冷食物

在产褥期食用冰激凌、雪糕、冷饮等，会导致身体疲乏无力、精神不振。因为冷饮中大多含有磷酸盐，会同人体内的铁质产生化学反应，使铁质难以吸收。

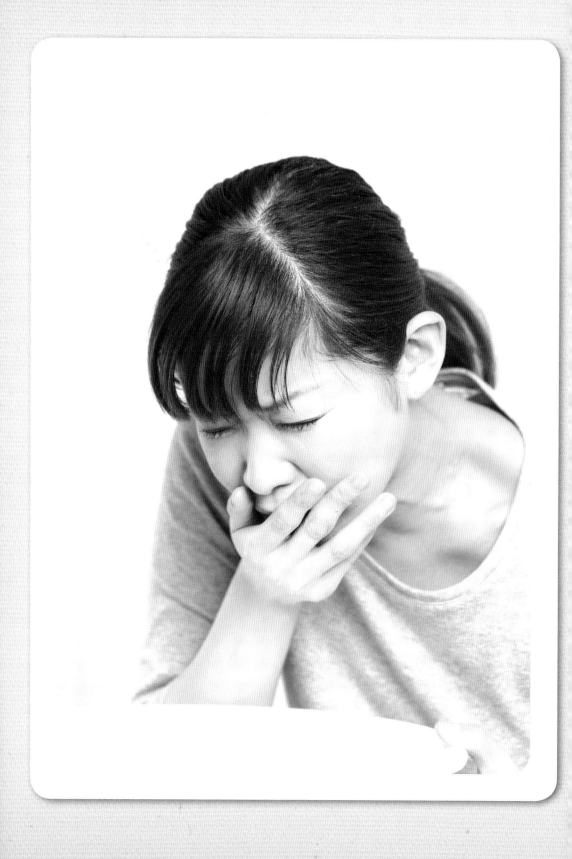

○ Part 6

缓解孕期、产后的不适症状！
孕产妇常见症状
的养生食疗

孕育宝宝既幸福又辛苦，

由于生理上的变化，孕产妇女会出现一些不适症状。

面对这些不适症状，孕产妇女应该怎么办呢？

首先，千万不要惊慌和紧张，

然后完整了解相关症状的饮食宜忌，

再通过安全又有效的食疗法来缓解不适，

就可以舒适、健康度过孕产期了。

孕期

呕吐

宜吃生姜、紫苏、冬瓜、陈皮、柠檬、甘蔗、苹果、土豆、白萝卜、西蓝花。

宜

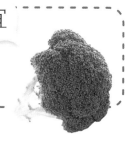

症状说明

　　孕期呕吐是指孕妇在怀孕初期，出现胃口改变、食欲不振，一般于停经40天左右开始，怀孕12周以后即会消退，不需要特殊处理。

　　而少数孕妇出现频繁呕吐不能进食，导致体重下降、脱水、酸碱平衡失调，以及水、电解质代谢失调，严重者危及生命。

症状表现

　　妇女怀孕后出现呕吐，厌食油腻，头晕乏力，或食入即吐。通常停经6周左右出现恶心、流涎和呕吐，并随妊娠逐渐加重，至停经8周左右发展为频繁呕吐不能进食，呕吐物中有胆汁或咖啡样分泌物。患者消瘦明显，极度疲乏，口唇干裂，皮肤干燥，眼球凹陷，尿量减少，体重下降。

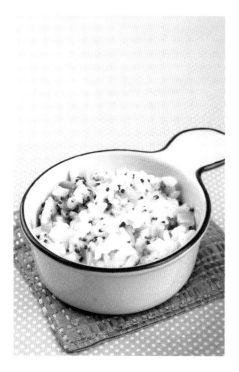

recipe
食谱推荐 西蓝花炖饭

材料

白饭 150 克　　　牛奶 40 毫升
西蓝花 50 克　　　盐适量

做法

1. 西蓝花洗净后，切小朵；滚水中加少许盐，放入西蓝花焯烫至软嫩后，捞起备用。

2. 锅里放入白饭，倒入适量水，煮滚后转小火，一边煮一边搅拌，煮至水分快干时，倒入牛奶持续搅拌至汤汁收干，再加入西蓝花拌匀，并加盐调味即可。

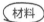

食谱推荐

西蓝花炒香菇

材料

西蓝花 100 克
香菇 50 克
姜丝 10 克
胡椒粉 1 克
米酒 5 毫升
盐 1 克
白糖少许
食用油适量

做法

1. 西蓝花洗净，切块；香菇洗净、去蒂头，切片。

2. 烧一锅滚水，分别将西蓝花、香菇放入焯烫后，捞起备用。

3. 热油锅，放入姜丝爆香，再放入西蓝花、香菇，翻炒片刻，加入盐、白糖、胡椒粉和米酒，拌炒均匀，炒熟即完成。

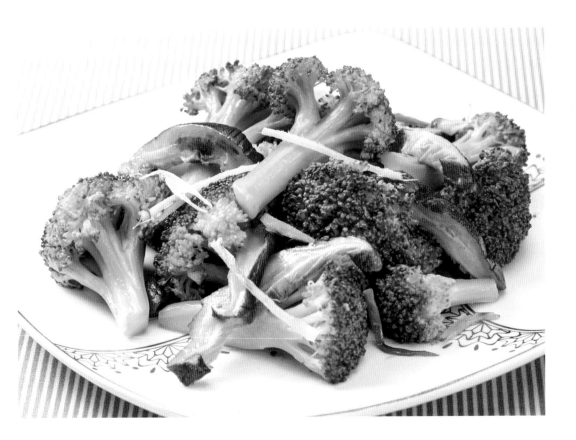

孕期
贫血

宜吃红薯、土豆、苹果、乌骨鸡、蛋黄、黑豆、菠菜、西红柿、黑芝麻、黑木耳。

宜

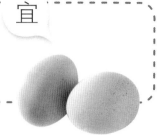

症状说明

怀孕期间由于胎儿生长发育和子宫增大，需要的铁增加，或孕妇在怀孕期肠胃道功能减弱、胃液分泌不足、胃酸减少，使所含铁质在胃中不能转化。当血清铁蛋白低于12微克/升，或血红蛋白低于110克/升时，即可诊断为孕妇贫血。

症状表现

轻度贫血者，除皮肤黏膜苍白外，很少有其他明显症状。病情较重者，则常有口腔炎、舌炎、皮肤及毛发干燥、脱发、面黄、全身乏力、头晕、心悸等症状。

当血色素下降至5%～6%时，心脏明显增大。严重贫血者，由于心肌缺氧，易发生贫血性心脏病，在妊娠或分娩期可能出现心肌梗塞。

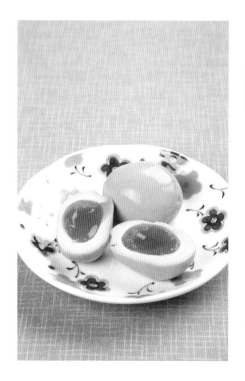

食谱推荐 *recipe*

糖心蛋

材料

鸡蛋 6 个　　　　　鲣鱼酱油 60 毫升
红茶茶叶 5 克

做法

1. 茶叶冲入 240 毫升的热开水，盖上杯盖，闷至散发香味，取茶汤，加入鲣鱼酱油拌匀，放凉备用。

2. 将沾湿的厨房纸巾铺在电锅外锅底部，再放入鸡蛋，盖上锅盖，按下开关，待开关跳起后，再焖 3 分钟，取出后剥壳，放到酱汁中浸泡一晚即可。

扫扫二维码
视频轻松学

香浓鸡蛋布丁

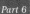

材料

鸡蛋 2 个
牛奶 120 毫升
白糖 15 克

做法

1. 鸡蛋加入白糖拌匀。

2. 将蛋液过滤后放入牛奶中，并搅拌均匀。

3. 将蛋液倒入杯中，把表面的气泡戳破，放入蒸锅中
蒸 10 ～ 15 分钟即完成。

4. 如果想要吃有焦糖的布丁，只要将水与糖以 1 比 3
的比例放入锅中，用小火慢慢煮至糖融化，呈现焦
糖色即可。将焦糖液倒入容器中，再倒入布丁液，
蒸熟就完成焦糖布丁了。

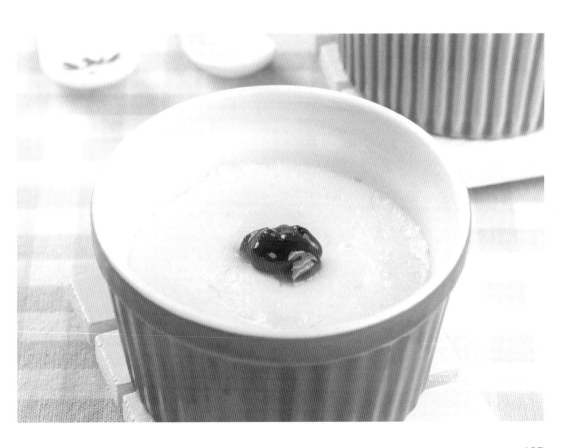

孕期
便秘

宜吃西芹、菠菜、优格、优酪乳、糙米、香蕉、猕猴桃、五谷杂粮、黑枣。

宜

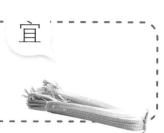

症状说明

怀孕后，孕妇体内会分泌大量的雌激素，引起胃肠道肌张力减弱、肠蠕动减慢。再加上胎儿逐渐长大，压迫肠道，使得肠道的蠕动减慢，肠内的废物停滞不前，并且变干，孕妇常伴有排便困难。此外，怀孕后孕妇的运动量减少，也会导致便秘。

症状表现

实热性孕妇便秘：大便干结，腹中胀满，口苦、口臭或胸胁满闷，大便干结坚硬，肛门灼热，舌红、苔黄、苔厚。

虚寒性孕妇便秘：会造成排便艰难，口淡不渴，体胖苔白、舌滑。即使有便意，也难以排出，出现乏力气短、头晕心悸或腰膝酸冷。

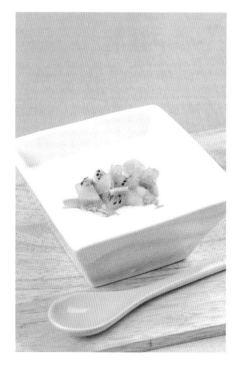

recipe
食谱推荐 猕猴桃优格

材料

猕猴桃 1 个　　　　　原味优格 200 毫升

做法

1. 猕猴桃洗净、去皮，切成丁。

2. 将优格倒入碗中，撒上猕猴桃丁即可。

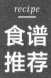

芹菜炒肉丝

材料

猪瘦肉 250 克
西芹 100 克
生粉 15 克
米酒 5 毫升
葱花、姜丝各适量
酱油、白糖、盐、食用油
各少许

做法

1. 西芹挑拣洗净，切斜刀；猪瘦肉洗净，切丝。

2. 猪肉丝加入酱油、白糖、生粉拌匀，腌渍 10 分钟至入味。

3. 热油锅，爆香姜丝，放入肉丝和西芹翻炒，用米酒炝锅，加酱油、白糖、盐调味，加少许水小火煨煮，起锅前，加入葱花即可。

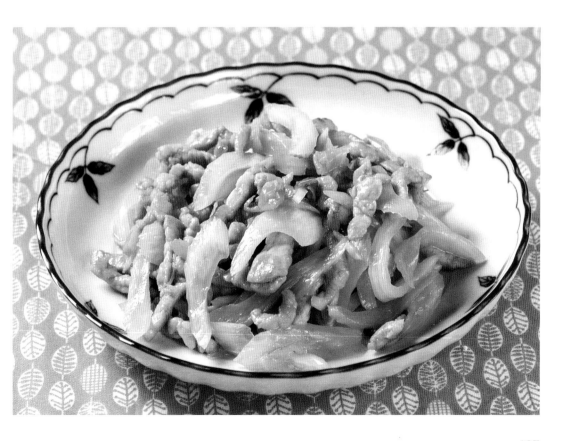

孕期

抽筋

宜

宜吃牛奶、芝麻、虾皮、虾仁、蛋类、鳗鱼、上海青、黄豆及其制品、坚果类。

症状说明

孕期抽筋即孕期下肢肌肉痉挛，一般是腓肠肌（俗称小腿肚）和脚部肌肉发生疼痛性收缩，孕期任何时期都可出现，通常发生在夜间，可能伸个懒腰脚底、小腿或腹部、腰部肌肉就抽筋了。怀孕期间走太多路、站得太久，都会令小腿肌肉的活动增多，引起腿部痉挛。

症状表现

抽筋的时候肌肉疼痛、触摸发硬而紧张，在受波及的部位肉眼可见到肌肉块或肌肉变形。多半是突然发生，而且剧烈，但是持续的时间不长，只有数分钟。

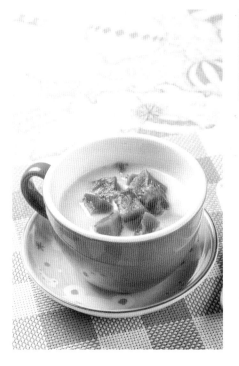

recipe

食谱推荐 木瓜牛奶露

（材料）

木瓜 200 克　　　白糖适量
牛奶 200 毫升　　玉米粉水适量
椰汁 200 毫升

（做法）

1. 木瓜去皮、去核，切小块。

2. 锅中注入适量水，加入白糖，煮滚，放入木瓜，再加入牛奶、椰汁，转小火煮滚。

3. 加入玉米粉水，煮至稠状即可。

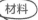

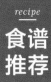

食谱推荐 *recipe*

虾仁洋葱蛋

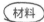

材料

鸡蛋 3 个
虾仁 50 克
洋葱 150 克
蒜末适量
葱花适量
盐少许
食用油适量

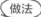

做法

1. 洋葱洗净，切丝；虾仁洗净备用。

2. 鸡蛋打散，放入热油锅中，炒至七分熟。

3. 热油锅，放入蒜末爆香，再放入洋葱、虾仁翻炒至洋葱呈透明状，加入炒蛋和盐拌炒均匀，起锅前撒上葱花即完成。

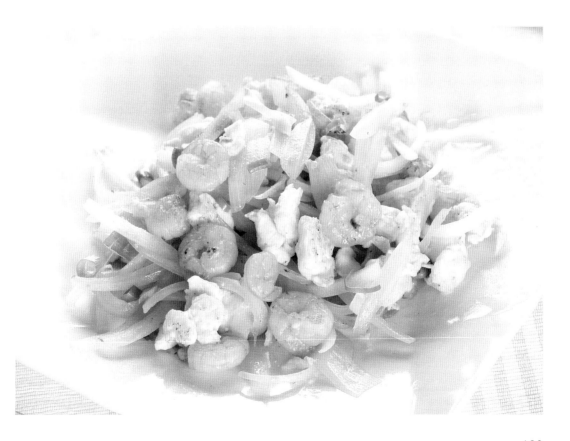

水肿

宜吃苹果、燕麦、西蓝花、香蕉、红豆、绿豆、冬瓜、丝瓜、柚子、西红柿。

宜

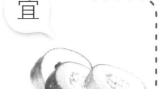

症状说明

怀孕后，由于毛细血管渗透性增加，使毛细血管缺氧，血浆蛋白进入组织间隙导致水肿，主要在肢体、面目等部位发生浮肿，称"妊娠水肿"。如在怀孕晚期，仅见脚部浮肿，且无其他不适者，可不必做特殊治疗，多在产后自行消失。

症状表现

怀孕后，肢体、面目发生肿胀，先从下肢开始，逐渐蔓延，伴随尿量减少、体重增加。

脾虚型表现为妊娠数月，四肢浮肿或遍及全身，伴胸闷气短、口淡无味、食欲不振、大便溏薄、舌质胖嫩、苔薄白或腻、苔边有齿痕、脉缓滑无力。肾阳虚型表现为妊娠数月，面浮肢肿，腰以下为甚。

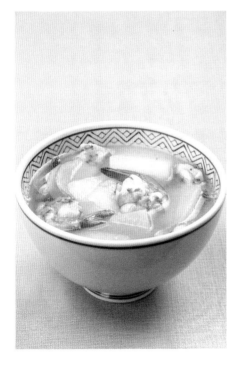

recipe 食谱推荐 鲜虾冬瓜汤

材料

草虾 250 克　　　芝麻油适量
冬瓜 150 克　　　盐适量
姜片适量　　　　白糖适量

做法

1. 草虾去肠泥，洗净；冬瓜洗净去皮，切小块。

2. 蒸锅水滚后，放入草虾，蒸 5 分钟，取出去壳。

3. 烧一锅滚水，放入冬瓜与姜片，以中火煮滚后，放入虾肉，加盐、白糖略煮，起锅前滴入芝麻油即可。

食谱推荐 *recipe*

冬瓜鲈鱼汤

材料

鲈鱼 150 克
冬瓜 50 克
蒜苗片适量
姜丝适量
盐适量
芝麻油适量
食用油适量

做法

1. 鲈鱼去鳞、鳃、内脏，洗净；冬瓜去皮，切块。

2. 热油锅，将鲈鱼稍煎一下，推至锅边，爆香蒜苗片、姜丝。

3. 加入适量水，煮滚后放入冬瓜，煮至鱼熟烂，放入盐、芝麻油即可。

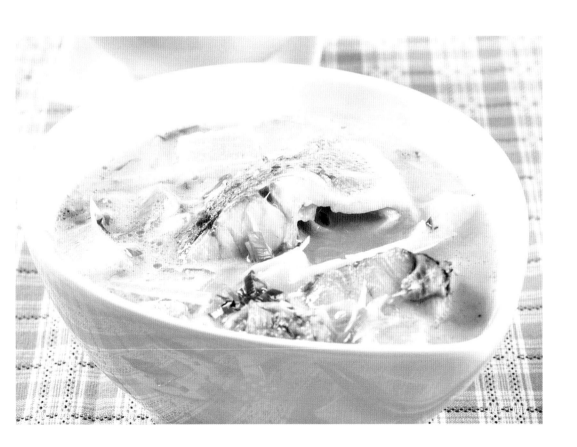

妊娠

高血压

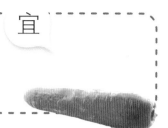

宜

宜吃西芹、茼蒿、葡萄、柠檬、红枣、鲫鱼、鳝鱼、胡萝卜。

症状说明

　　妊娠高血压是妊娠期妇女特有的疾病，以高血压、水肿、蛋白尿、抽搐、昏迷、心肾功能衰竭甚至母子死亡为特点。

　　目前对妊娠高血压的致病原因仍不能十分确定，但年龄小于20岁或大于35岁的初次孕妇，营养不良、贫血、低蛋白血症者，患该病的概率要高于其他人。

症状表现

　　主要病变是全身性血管痉挛，而其挛缩的结果是造成血液减少。临床常见的症状有全身水肿、恶心、呕吐、头痛、视力模糊、上腹部疼痛、血小板减少、凝血功能障碍、胎儿生长迟滞或胎死腹中等。

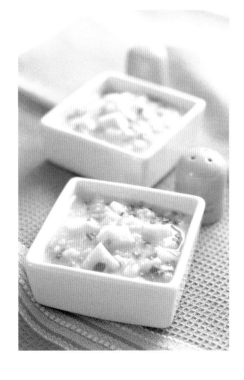

recipe
食谱推荐 胡萝卜粥

材料

胡萝卜 40 克　　　白米 80 克
土豆 40 克

做法

1. 胡萝卜洗净，去皮后切成碎状。

2. 土豆去皮，切丁状。

3. 将白米放入锅中，先以大火煮，煮滚后加入胡萝卜与土豆一起熬煮成粥。

食谱推荐 *recipe*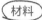

胡萝卜烧海带

材料

海带 120 克
胡萝卜 30 克
酱油 30 毫升
芝麻油适量
食用油适量

做法

1. 将海带泡水 3 小时，洗净后切成细丝；胡萝卜去皮，切成细丝。

2. 油锅大火加热，放入海带丝，加入酱油与适量清水拌炒，水滚后续煮至海带变软，放入胡萝卜丝焖熟，加入芝麻油调味即可。

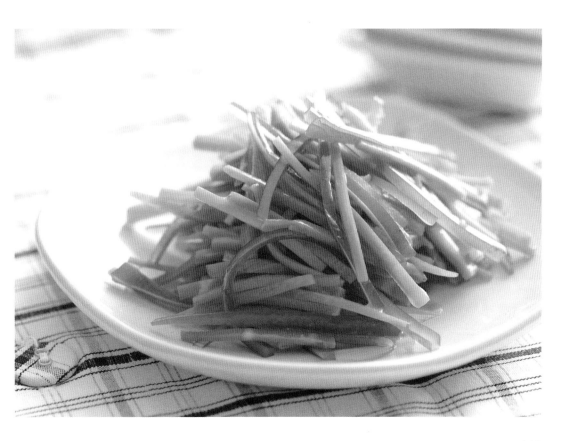

产后

腹痛

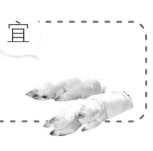

宜

宜吃猪蹄、鲫鱼、鸡肉、瘦肉、鸡蛋、红枣、猪肝、木耳、莲子、胡萝卜、苹果。

症状说明

产后腹痛包括腹痛和小腹痛，以小腹疼痛最为常见。主要是因分娩时失血过量，冲任空虚，胞脉失养，或因血少气弱，运行无力，以致血流不畅，迟滞而痛，或起居不慎，寒邪入侵胞脉。

症状表现

腹部疼痛剧烈，而且拒绝点按，按之有结块，恶露不肯下，或疼痛夹冷感，热痛感减轻，恶露量少，色紫有块。兼见头晕目眩，心悸失眠，大便秘结，舌质淡红，苔薄，脉细弱。

产后出现下腹阵发性疼痛，难以忍受。或腹部绵绵，持续不断，不伴寒热等症者，可诊断为产后腹痛。

recipe 食谱推荐

海带猪蹄汤

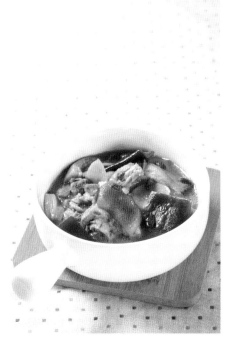

材料

猪蹄 300 克　　　葱段适量
干海带 100 克　　姜片适量
枸杞适量　　　　米酒、盐各少许

做法

1. 猪蹄洗净，剁成大块；海带泡水，切片；烧一锅滚水，加少许盐，放入猪蹄氽烫去血水，捞起备用。

2. 锅中加水煮滚后，放入葱段、姜片及海带，再将猪蹄放入，加盐、米酒及枸杞，盖上锅盖，转小火焖煮 20 ~ 30 分钟即可。

recipe 食谱推荐

猪蹄通草汤

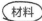

材料

猪蹄 300 克
通草 2 克
白芍 5 克
葱白适量
绍兴酒适量
盐适量

做法

1. 猪蹄洗净，切块；通草、白芍洗净，放入纱布袋中备用。

2. 烧一锅滚水，加少许盐，放入猪蹄汆烫去血水，捞起沥干备用。

3. 将装有药材的纱布袋，连同猪蹄、葱白放入水中以大火煮滚后，加入绍兴酒，再转小火慢炖 90 分钟。

4. 起锅前，取出纱布袋，并加盐调味即可。

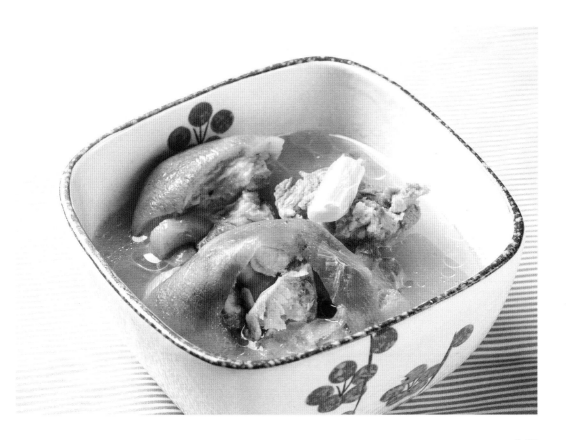

出血

宜吃菠菜、上海青、猪肝、猪腰、乌骨鸡、西红柿、红枣。

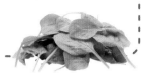

症状说明

胎儿娩出后，24小时内阴道流血量超过500毫升，称为产后出血，多发生于胎儿娩出至胎盘娩出和产后2小时内，是分娩的严重并发症。产后出血原因较多，其中子宫收缩乏力约占产后出血的70%，产妇贫血、妊娠高血压等均会影响宫缩。

症状表现

产后出血临床表现与流血量和速度有关，出血量在500毫升以下，健康妇女可以代偿而无明显症状，但已有贫血者则可较早表现症状。

早期表现为头晕、口渴、脉搏和呼吸加快，若未立即处理，紧接着出现面色苍白、四肢冰凉、脉搏快而弱、呼吸急促、意识模糊、昏迷等严重休克症状。

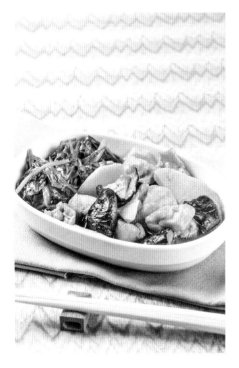

食谱推荐 菠菜鸡煲

recipe

材料

鸡肉 200 克
菠菜 100 克
干香菇 3 朵
冬笋 30 克

蒜末适量
米酒、酱油各少许
盐、食用油各适量

做法

1. 鸡肉剁成小块；菠菜洗净切段，烫熟备用；干香菇泡软，切块；冬笋切成片。

2. 起油锅，爆香蒜末，放入鸡肉、香菇拌炒，再放入米酒、盐、酱油、冬笋，炒至鸡肉熟透；将菠菜放在盘中铺底，倒入炒熟的食材即可。

菠菜炒鸡蛋

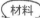

材料

菠菜 300 克
鸡蛋 2 个
蒜末适量
酱油适量
盐适量
食用油适量

做法

1. 菠菜挑拣后，洗净，切段；鸡蛋打入碗中搅散。

2. 烧一锅滚水，加少许盐，放入菠菜烫一下即可
   捞起。

3. 起油锅，将蛋液炒熟后，取出备用。

4. 原锅中加少许油烧热，爆香蒜末，倒入菠菜快
   炒，再加盐、酱油翻炒，最后倒入炒好的蛋，
   翻炒均匀即可。

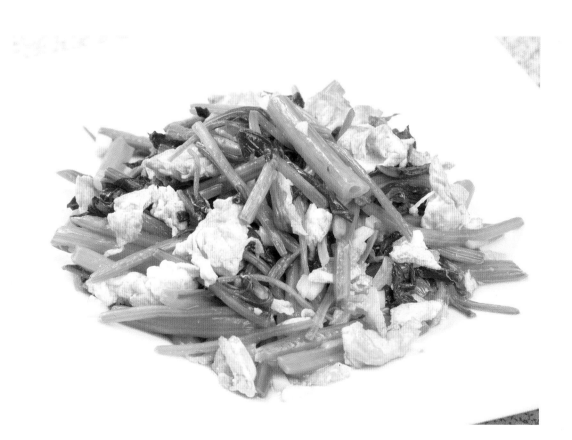

恶露不绝

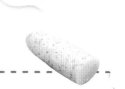

症状说明

产后恶露持续3周以上仍淋沥不断，称为产后恶露不绝。西医所称的子宫复旧不良所致的晚期产后出血，可属该病范围。

产生产后恶露不绝的原因很多，如子宫内膜炎，部分胎盘、胎膜残留，子宫肌炎或盆腔感染，子宫肌腺瘤，子宫过度后倾、后屈，羊水过多等。

症状表现

产后超过3星期，恶露仍不净，量或多或少，色或淡红或深红或紫暗，或有血块，或有臭味或无臭味，并伴有腰酸痛、下腹坠胀疼痛，有时可见发热、头痛、关节酸痛等。

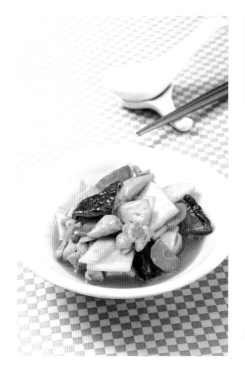

recipe
食谱推荐 山药香菇鸡

材料

山药 200 克
胡萝卜 50 克
去骨鸡腿肉 150 克

干香菇 3 朵
米酒、食用油各适量
酱油、白糖各少许

做法

1. 山药洗净，去皮切片；胡萝卜洗净，去皮切片；香菇泡软，去蒂，一开四；鸡腿洗净，切成 2 ~ 3 厘米的块状。

2. 热油锅，放入鸡腿煎至表面焦黄，加入山药、胡萝卜、香菇及米酒翻炒，再加酱油和白糖调味即可。

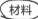

recipe
食谱推荐

山药炒核桃

（材料）

山药 100 克
木耳 3 朵
核桃仁 30 克
白芝麻适量
白糖少许
盐少许
食用油适量

（做法）

1. 山药洗净，去皮后切长条状；木耳洗净，切小块；核桃仁用手掰成小块，备用。

2. 热油锅，放入山药、木耳拌炒，加少许水，盖上锅盖。

3. 以中火焖煮至山药变软后，打开锅盖，放入核桃仁、白糖、盐快速炒匀，起锅前撒上白芝麻即完成。

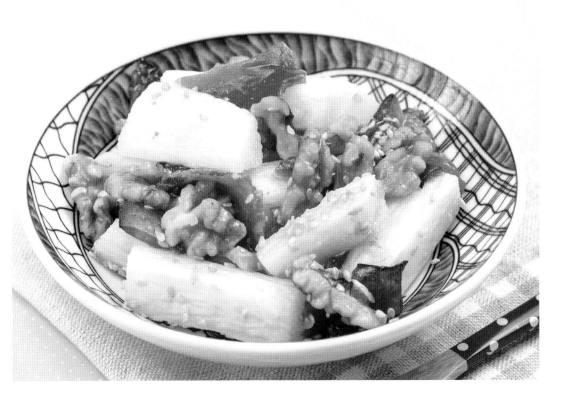

产后
缺乳

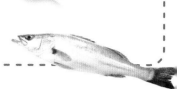

宜

宜吃鲫鱼、鲤鱼、鲈鱼、陈皮、蛋花汤、虾、红豆、黄花菜、芝麻、花生、骨头汤。

症状说明

产后乳汁很少或全无，称为"缺乳"，亦称"乳汁不足"。缺乳的发生主要与精神抑郁、睡眠不足、营养不良、哺乳方法不当有关。中医认为，缺乳多因素体脾胃虚弱，产时失血耗气，产生气血津液生化不足、气机不畅、经脉滞涩等引起。

症状表现

缺乳的程度和情况各不相同，有些开始哺乳时不缺乏，以后稍多但仍不充足；有些全无乳汁，完全不能喂乳；有些正常哺乳，突然高热或七情过极后，乳汁骤少，不足以哺喂婴儿。

乳汁缺少，证有虚实。如乳房柔软，不胀不痛，多为气血俱虚；若胀硬而痛，或伴有发热者，多为肝郁气滞。

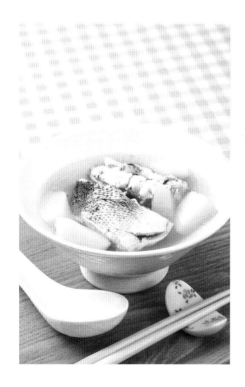

食谱推荐 *recipe*
青木瓜炖鱼

材料

青木瓜 100 克　　　　盐适量
鲈鱼 1 条

做法

1. 将青木瓜洗净、去皮，切块；鲈鱼洗净，切块。

2. 把青木瓜放入水中熬成汤，先转大火煮滚，再转小火炖煮 30 分钟；等青木瓜煮软，再将鲈鱼放入汤中一起煮熟，加盐调味即可起锅。

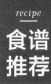

recipe 食谱推荐

鲈鱼奶汤

扫扫二维码
视频轻松学

材料

鲈鱼 1 条
黄豆 50 克
姜片适量
盐适量
胡椒粉适量
八角适量
食用油适量

做法

1. 鲈鱼去鳞和内脏，洗净后切块。

2. 热油锅，放入鲈鱼、姜片略煎，加入八角，倒入清水煮滚，再加黄豆熬煮约10分钟；加入盐、胡椒粉调味即可。

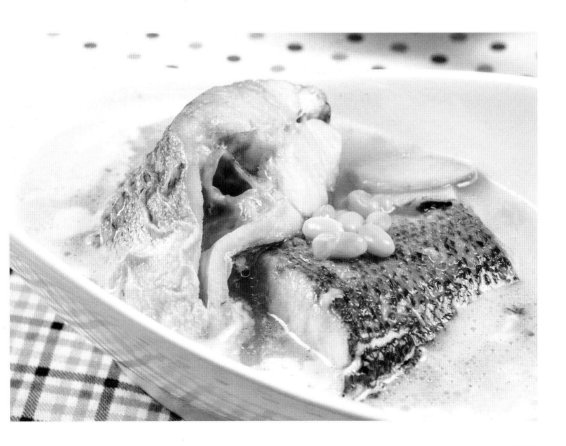

冬笋鲈鱼汤

材料

鲈鱼 1 条
冬笋 30 克
雪菜 30 克
猪肉 30 克
葱段、姜、食用油各适量
米酒、芝麻油、盐各少许

做法

1. 鲈鱼去鳞、除内脏，洗净切块；冬笋洗净，切片；雪菜洗净，切碎；猪肉洗净，切片。

2. 冬笋泡水后，烧一锅滚水，放入冬笋焯烫，捞起备用。

3. 热油锅，将鲈鱼煎至两面金黄色，再将笋片、雪菜、猪肉片、葱段、姜全部放入，大火拌炒后，加水煮滚，转小火，再焖煮 15 分钟；转大火，放入米酒、盐、芝麻油即可。

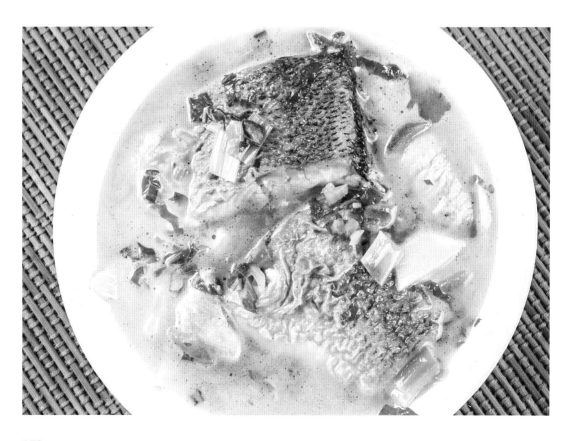